Elementos prácticos de protección radiológica en protonterapia para supervisores y operadores

Editores
Verónica Morán y Josep M Martí-Climent

Autores
V Morán, Josep M Martí-Climent, E Martínez, R Fayos-Solá, D Azcona, L Soria, D Pedrero

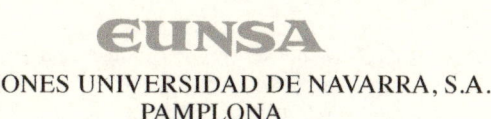

EDICIONES UNIVERSIDAD DE NAVARRA, S.A.
PAMPLONA

© 2025. Verónica Morán y Josep M Martí-Climent
Ediciones Universidad de Navarra, S.A. (EUNSA)
Campus Universitario · Universidad de Navarra · 31009 Pamplona · España
+34 948 25 68 50 · www.eunsa.es · eunsa@eunsa.es

ISBN 978-84-313-4043-8
DL NA 1160-2025

Imagen de portada: *Manuel Castells y Pilar Martín Bravo, del Servicio de Comunicación de la Universidad de Navarra.*

Imprime: Podiprint

Printed in Spain – Impreso en España

Colección: Apuntes

Prefacio

Actualmente en España están operativas dos unidades de protonterapia, y las donaciones e iniciativas harán posible la instalación de once unidades más en los próximos años. En este escenario, el Consejo de Seguridad Nuclear (CSN) requiere que quienes manipulen material o equipos radiactivos y los que dirijan dichas actividades en una instalación radiactiva de protonterapia estén en posesión de la correspondiente licencia en el campo de aplicación de protonterapia.

En este contexto, el Servicio de Radiofísica y Protección Radiológica de la Clínica Universidad de Navarra (CUN) ha diseñado los programas formativos específicos para capacitar al personal como supervisores u operadores de las instalaciones de protonterapia. Este proceso ha durado un año, e incluyó reuniones con el CSN para definir los contenidos y la duración de los cursos. En abril de 2025 la CUN obtuvo la homologación de los cursos de formación de operadores y supervisores de instalaciones radiactivas de la parte específica del campo de aplicación de Protonterapia.

Este libro reúne el material didáctico correspondiente a las clases prácticas impartidas en los cursos de formación de operadores y supervisores de instalaciones radiactivas de la parte específica del campo de aplicación de Protonterapia, organizados por el Servicio de Radiofísica y Protección Radiológica de la CUN; y complementa al libro de las sesiones teóricas Elementos de protección radiológica en protonterapia para supervisores y operadores, publicado en esta misma colección.

Del mismo modo que el libro de teoría, este libro se centra exclusivamente en el módulo correspondiente al área específica de Protonterapia; sin incluir contenidos ni del módulo básico ni del módulo del área específica de Radioterapia.

Este libro está diseñado para facilitar la participación activa del alumno y está concebido como una herramienta de trabajo para las sesiones prácticas del Curso, de forma que cada capítulo del libro se corresponde con una sesión práctica y aborda diferentes aspectos clave relacionados con la protección radiológica en una instalación de protonterapia. Los controles diarios se cubren en el Capítulo I, la activación generada en el Capítulo II, y los aspectos de seguridad y vigilancia en el Capítulo III. El Capítulo IV se centra en la estimación de las dosis que se pueden recibir en distintos escenarios; el Capítulo V en el diseño de los blindajes de la instalación, y el Capítulo VI en la preparación de la documentación básica que se requiere para la tramitación de una instalación radiactiva de protonterapia.

Cada Capítulo incluye una serie de preguntas, ejercicios y actividades con espacios en blanco que el alumno debe completar durante las prácticas, permitiendo registrar de forma clara y ordenada datos, observaciones, cálculos y conclusiones directamente sobre el texto. De este modo, el alumno contará al finalizar el curso con un material completo y claro que podrá conservar como guía de consulta futura. Este enfoque pretende favorecer el seguimiento lógico y progresivo de los contenidos, ayudando al alumno a interiorizar y fijar los conceptos clave trabajados en clase.

En cuanto al uso del material, para aquellos alumnos que se formen para el nivel de supervisor les son de aplicación las seis prácticas incluidas en libro. En el caso de los operadores, se excluyen las prácticas correspondientes a los Capítulos V y VI.

Esperamos que este libro cumpla su objetivo de formación práctica en protección radiológica de una instalación de protonterapia.

Verónica Morán
Josep M Martí-Climent

Índice

Capítulo VI.
Preparación de la documentación básica que se requiere para la tramitación de una instalación radiactiva de protonterapia

Capítulo I

Verificaciones diarias en una instalación de protonterapia

1. Objetivo

- Conocer el procedimiento de transferencia del equipo entre la empresa de asistencia técnica y el centro hospitalario.
- Familiarizarse con los controles del haz de protones y de imagen diarios que se llevan a cabo en la instalación antes del inicio de uso clínico. En concreto:
  - Medida de constancia de la carga corregida en condiciones de referencia.
  - Evaluación de parámetros dosimétricos de spots y de haz extenso.
  - Comprobación de los desplazamientos calculados y aplicados con el registro de imagen CBCT.
  - Chequeo de los láseres internos y externos.
- Realizar las medidas diarias de radiación ambiental.
- Familiarizarse con las verificaciones diarias realizadas de los sistemas de seguridad.

2. Material utilizado

- Hoja de registro de la transferencia.
- Detector de radiación (gamma).
- Diario de operaciones de la instalación.
- Detector de centelleo Lynx.
- Maniquí Sphinx.
- Cámara plano paralela Advanced Markus (PPC05).
- Software myQA.
- Maniquí cúbico.
- Software QA Track.

3. Fundamentos

3.1 Transferencia del equipo

La transferencia del equipo es el paso de la responsabilidad de operación del mismo. La trasferencia se debe hacer por escrito mediante la firma por un supervisor del equipo del titular de la instalación y un representante de la empresa de asistencia técnica de un documento de transferencia fechado en que figurarán [1]:

- En caso de transferencia de la empresa de asistencia técnica al titular, los resultados de las pruebas previas a la operación diaria y descripción de las intervenciones realizadas por el servicio de asistencia técnica.

- En caso de transferencia del titular a la empresa de asistencia técnica, cualquier incidencia o anomalía que se haya producido durante la jornada.

La transferencia se registra también en los respectivos diarios de operación de la instalación y del servicio de asistencia técnica, con la siguiente información: fecha y hora, nombre y ocupación de quien hace la transferencia y de quien la recibe, y se indican las posibles incidencias y comprobaciones más importantes.

Junto con la transferencia formal, se realiza asimismo la transferencia física de las llaves de operación del equipo de protonterapia y acceso a las distintas salas, de acuerdo a lo que esté recogido en el procedimiento de control de accesos y normas de trabajo.

3.2 Comprobaciones del haz de protones y del sistema de imagen

Antes de comenzar a utilizar el equipo en modo clínico, es fundamental realizar dos verificaciones clave. En primer lugar, debemos comprobar una serie de parámetros dosimétricos para asegurarnos de que el haz de radiación funciona de manera óptima y conforme a los estándares. En segundo lugar, es necesario verificar que el sistema de imagen utilizado para realizar los CBCT diarios identifica con precisión los desplazamientos de la mesa y los aplica correctamente al posicionar a los pacientes.

3.2.1 Comprobaciones del haz de protones

Para verificar la constancia de los distintos parámetros del haz de protones vamos a utilizar el detector Lynx con el maniquí Sphinx (Figura 1) y la cámara plano-paralela Advanced Markus en la siguiente configuración:

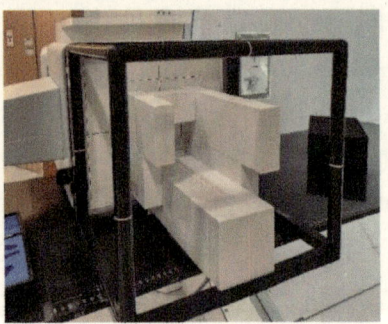

Figura 1. ConFiguración Lynx y Sphinx.

Cada día se comprueba una de las 16 energías seleccionadas como referencia, utilizando la cámara Advanced Markus y un patrón constante de *spots*, representado en la Figura 2. Las mediciones se realizan en aire y con el Lynx situado en el isocentro.

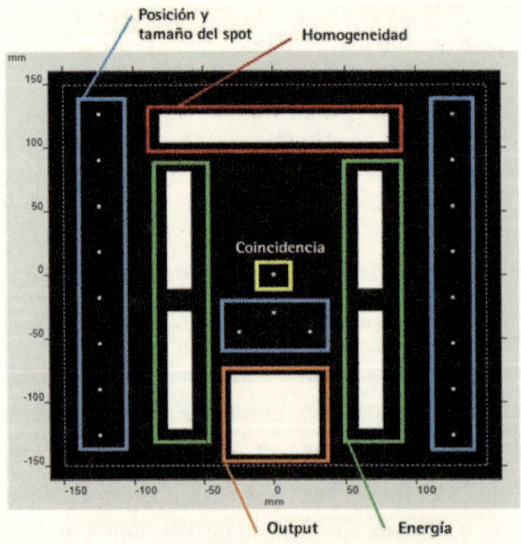

Figura 2. Patrón de spots del control diario.

Con respecto a los *spots* individuales del conjunto destacado en azul en la Figura 2, y considerando que presentan una distribución de forma gaussiana (Figura 3), procederemos a evaluar sus características clave: Posición, sigma, *skewness* e intensidad (Figura 4).

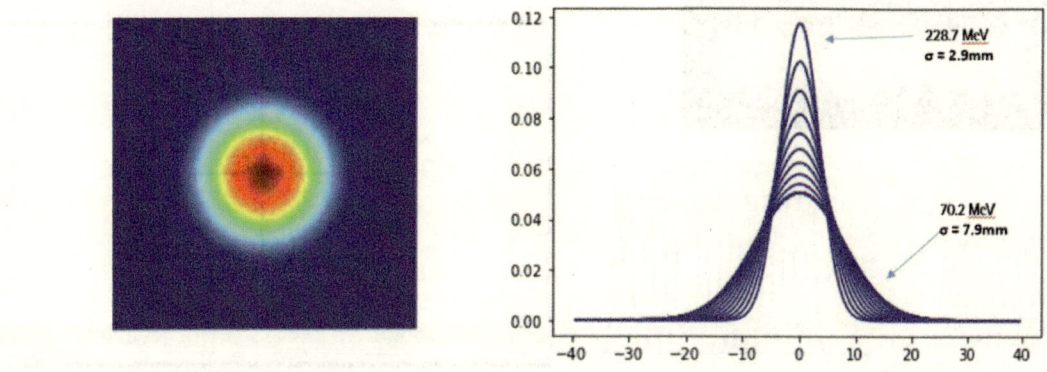

Figura 3. Representación del Spot.

Parameter	Actual	Expected	Warning		Error		Status
Position X	-124,7 mm	-125,0 mm	±	1,5 mm	±	2,0 mm	Passed
Position Y	90,3 mm	90,0 mm	±	1,5 mm	±	2,0 mm	Passed
Sigma X	3,4 mm	3,4 mm	±	0,2 mm	±	0,3 mm	Passed
Sigma Y	3,4 mm	3,3 mm	±	0,2 mm	±	0,3 mm	Passed
Skewness X	0,000	0,000	±	1,000	±	2,000	Passed
Skewness Y	-0,150	0,000	±	1,000	±	2,000	Passed
Intensity	92,45 %	95,90 %	±	7,00 %	±	10,00 %	Passed

Name: Spot 187.5 MeV   Category: Spot

✔Energy ✔Spot ✔Homogeneity ✔Output

Figura 4. Parámetros evaluados en el Spot.

En cuanto a la energía (destacada en verde en la Figura 2), el patrón de *spots* utilizado para evaluar su constancia ha sido diseñado para garantizar una irradiación homogénea en toda la extensión de cada cuña. Específicamente, se verificarán los valores de profundidad distal y proximal, la anchura del pico de superposición y la caida distal (del inglés Distal Fall Off). La configuración de estas energías se ilustra en la Figura 5.

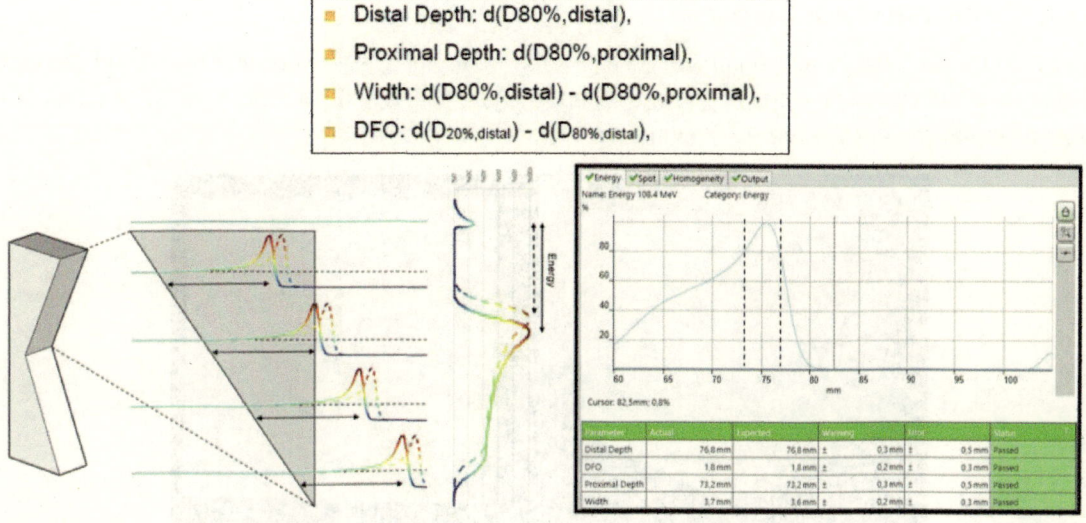

- Distal Depth: d(D80%,distal),
- Proximal Depth: d(D80%,proximal),
- Width: d(D80%,distal) - d(D80%,proximal),
- DFO: d($D_{20\%,distal}$) - d($D_{80\%,distal}$),

Figura 5. Estabilidad de la energía.

La zona resaltada en rojo en la Figura 2 se empleará para evaluar la planitud de un haz extenso, tal y como se ve en la Figura 6. La región de homogeneidad se ha diseñado para obtener una señal uniforme en una superficie de 20 mm x 160 mm.

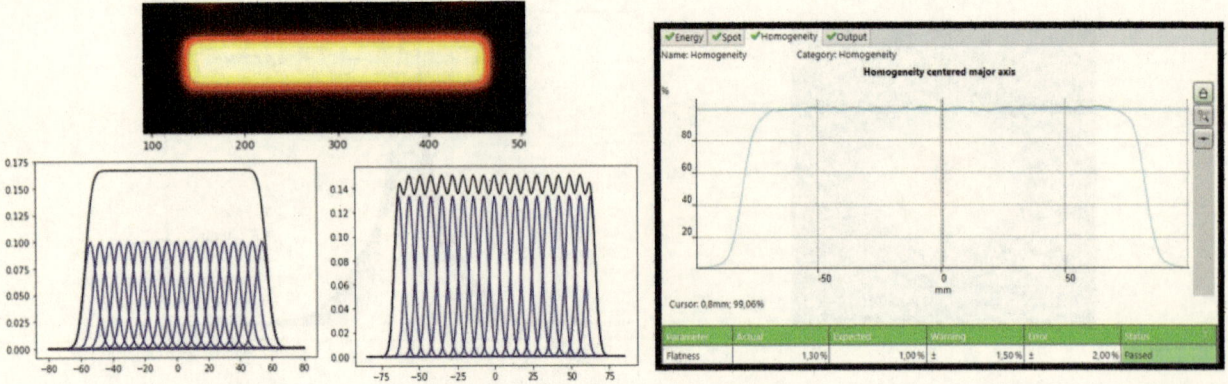

Figura 6. Evaluación haz extenso.

Por último, utilizando la configuración de la Figura 7, vamos a verificar la constancia de la carga corregida por magnitudes de influencia (p, T).

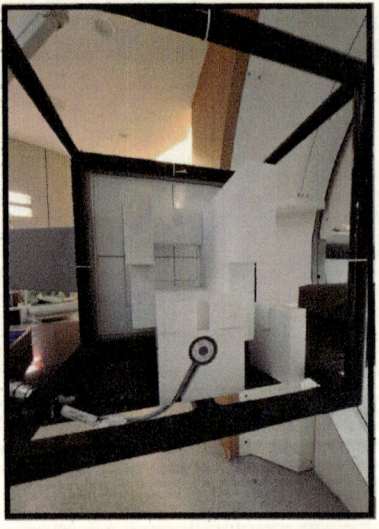

Figura 7. Inserto para la Advanced Markus.

3.2.2 Comprobaciones del sistema de imagen

Para garantizar el correcto funcionamiento del sistema de imagen, se realiza un CBCT de un maniquí desplazado con un offset conocido, como el que vemos en la Figura 8, seguido del registro de la imagen CBCT para evaluar su precisión con el software PIAS (Figura 9).

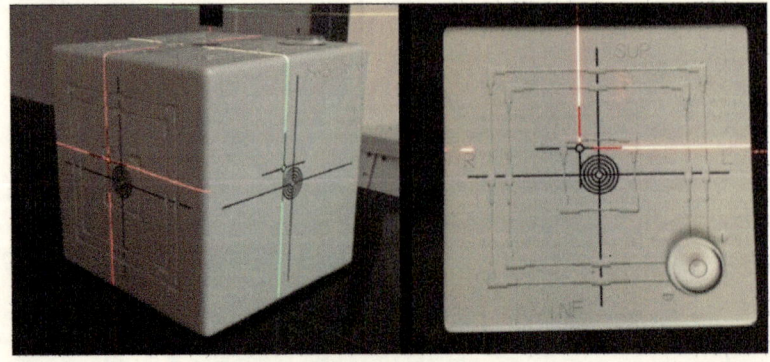

Figura 8. Posicionamiento del maniquí Penta-Guide previo a la adquisición del CBCT.

A continuación, se comprueba que los desplazamientos calculados se ejecuten correctamente y que los láseres internos y externos del sistema coincidan. Por último, se verifica que la comunicación entre Mosaiq y el sistema de registro de imágenes sea adecuada.

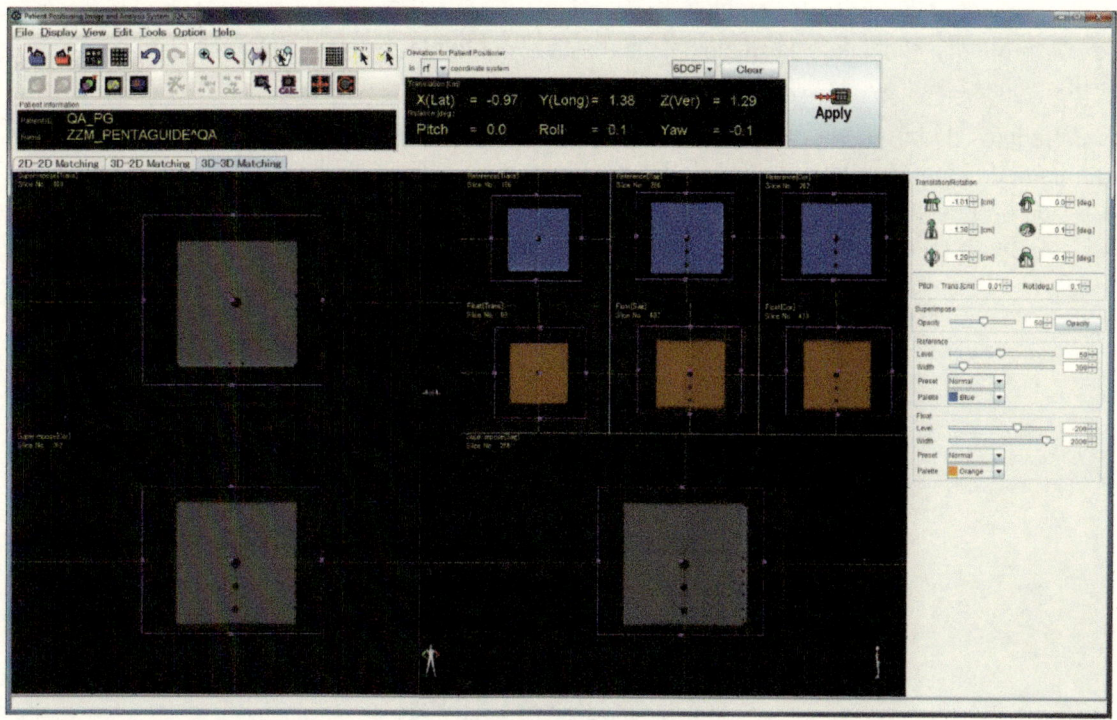

Figura 9. Cálculo de los desplazamientos con el programa PIAS.

3.3 Comprobaciones diarias de seguridad

En una instalación de protonterapia el riesgo laboral, derivado no solo de factores radiológicos sino también mecánicos, es considerablemente superior al de una instalación de radioterapia convencional debido a las dimensiones de la misma, los elementos mecánicos de transporte de haz (gantry) y la producción de neutrones secundarios.

En el contexto de una instalación protonterapia, el término "seguridad" puede hacer referencia a varios aspectos relacionados con:

- La integridad del propio equipo protonterapia.
- La seguridad del paciente para que reciba la dosis prescrita en el volumen a tratar.
- La seguridad del personal expuesto a radiaciones ionizantes y los miembros del público en general, garantizando que los niveles de radiación de la instalación son adecuados y minimizando las posibilidades de que se produzca una exposición accidental.

La primera de ellas la verifica, diariamente, la empresa de asistencia técnica antes de la transferencia del equipo. La segunda, se ha desarrollado ampliamente en el punto anterior. Nos centramos, por último, en la tercera y es que, al finalizar el control diario del equipo antes de la operación, todos los días deben verificarse rápidamente los sistemas de seguridad que influyen en los operadores y los pacientes, en concreto:

3.3.1 Sistemas de comunicación audiovisual

La instalación dispondrá de un sistema de comunicación audiovisual, de manera que un circuito cerrado de televisión suministre una visión completa del interior de la sala de tratamiento y exista un sistema de audio (interfono), que permita la comunicación bidireccional entre el paciente y el operador.

3.3.2 Pulsadores de búsqueda

Se trata de un sistema similar al pulsador de "último hombre" que se instala en los búnkeres de los aceleradores lineales empleados en radioterapia convencional. La diferencia reside en que las salas que albergan los equipos de protonterapia son mucho más extensas, resultando necesario instalar un conjunto de pulsadores distribuidos de forma que el obligue al usuario a llegar hasta el punto más alejado de la puerta de la sala, pasando por aquellas zonas en las que la visibilidad sea reducida.

Los pulsadores de búsqueda de área (ASB, del inglés Area Search Button) (Figura 10) han de concebirse de forma agrupada y ordenada; cada una de las salas por las que circula el haz tiene uno o varios grupos de pulsadores de búsqueda de área. El proceso de búsqueda de área consiste en recorrer la sala accionando cada uno de los ASB y cerrar la puerta o barrera de acceso, en el orden correcto y dentro de una ventana de tiempo establecida.

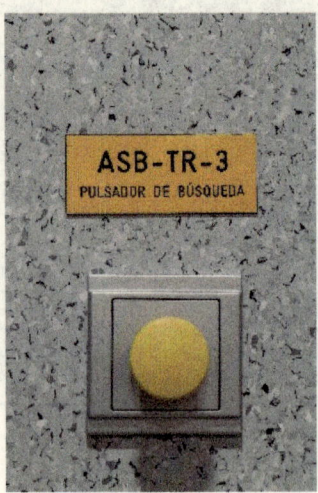

Figura 10. Detalle de botón de búsqueda de haz.

La distribución espacial y la secuencia de los ASB es tal que obliga al trabajador que realiza el proceso de búsqueda a recorrer toda la sala empezando desde el punto más alejado de la puerta. De esta manera, se garantiza que cuando se cierra la puerta de las diferentes salas no hay ninguna persona dentro de ellas (salvo el paciente en la sala de tratamiento), es decir, que esa zona o sala está "asegurada".

La ubicación de cada ASB se elige de forma que se maximiza la visibilidad del resto de la sala y el número total de pulsadores en cada secuencia de forma que se alcance un buen compromiso entre la seguridad y la practicidad.

Así, se debe cumplir que para poder generar haz en la sala del acelerador es suficiente con que esta sala esté asegurada, mientras que para poder emitir haz en la sala de tratamiento, deben asegurarse también las salas del gantry y de tratamiento. Los ASB deben ser identificables, distintos a los de los otros sistemas e idénticos en todas las ubicaciones [1]. Se muestra en la Figura 11 la situación elegida para éstos en la sala de tratamiento

La acción de los ASB no es sostenida; simplemente se interrumpe la búsqueda de área si no se pulsan en el orden correcto, se omite alguno de ellos o se excede la ventana de tiempo establecida. En cualquiera de estos casos habrá que comenzar la búsqueda de área de nuevo. La señal eléctrica que se genera al accionar cualquiera de estos pulsadores debería estar duplicada por razones de seguridad.

Adicionalmente debe haber señales (luminosas y/o acústicas), perceptibles desde cualquier punto de la zona a asegurar, que permitan alertar a cualquier persona que se encuentre en el área, y que no hubiera sido encontrada, para que abandone la sala de inmediato [1] (Figura 12).

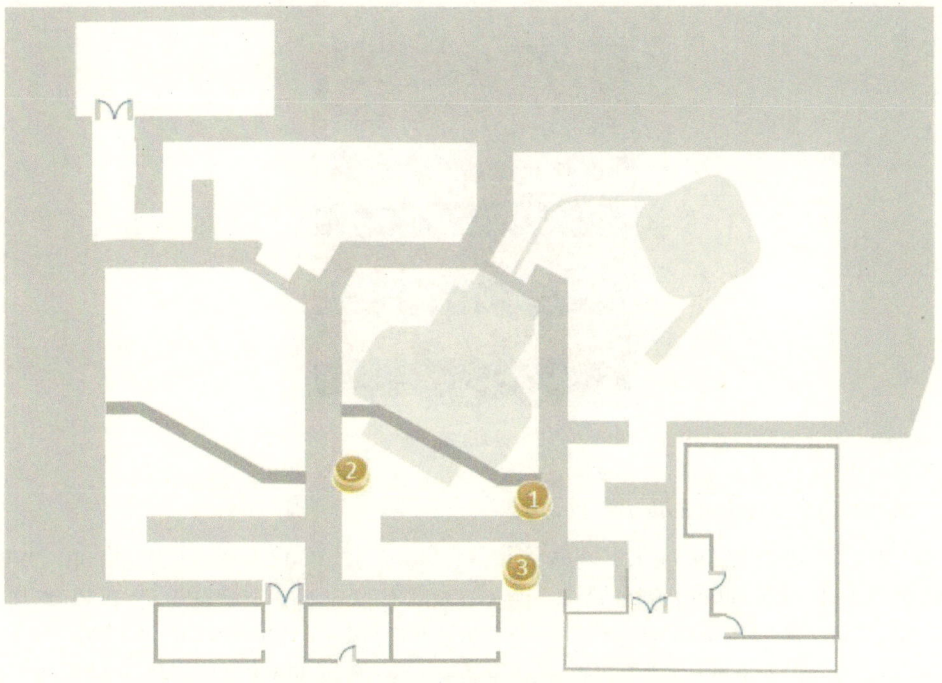

Figura 11. Situación de los pulsadores de búsqueda de área en la sala de tratamiento.

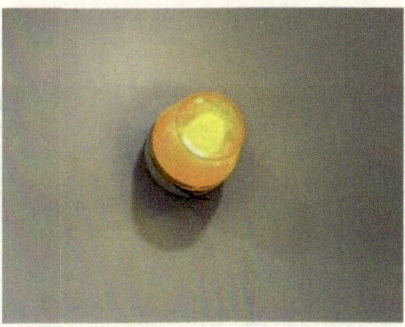

Figura 12. Detalle de la luz de aviso de área lista para haz que se enciende al empezar el proceso de búsqueda al pulsar el primer botón en la sala de tratamiento.

3.3.3 Señalizaciones luminosas

El estado de emisión de radiación, tanto de protones como de rayos X, se puede visualizar en paneles de estado y/o pantallas ubicadas en varios puntos de la instalación. Estas pantallas o paneles muestran información sobre:

- Si la sala está preparada (sala asegurada) para que exista haz en la misma.
- Si hay, o no, haz de protones.
- Si hay, o no, uso del equipo de imagen (de rayos X).

Esta información suele ir también acompañada de una indicación de si la puerta está abierta o cerrada.

Los carteles han de ser grandes y utilizarán un código de colores: verde para indicar la imposibilidad de haz (área no asegurada) o la no presencia de radiación, y rojo para indicar o la posibilidad de haz (área asegurada) o la presencia del mismo [1].

Durante las verificaciones diarias, se debe comprobar el correcto funcionamiento de los paneles de estado de la sala de tratamiento (Figura 13).

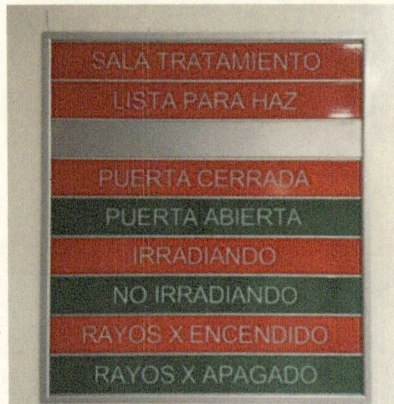

Figura 13. Detalle del panel de estado situado a la entrada de la sala de tratamiento.

3.3.4 Controles de acceso y enclavamientos de puertas

El enclavamiento de las puertas de las salas del acelerador, del gantry y de tratamiento forman parte del proceso de búsqueda en cada área o zona. Así, para conseguir un área asegurada, las puertas no solo han de estar cerradas, sino que además el cierre debe de haber tenido lugar dentro de una ventana de tiempo que se inicia al accionar el ASB más cercano. Por tanto, son procesos que no se pueden realizar de forma independiente.

En el momento que se abre alguna de las puertas/barreras se rompe la condición de "zona asegurada", en tal caso es necesario reiniciar la secuencia de ASB de la sala en cuestión al tiempo que se cierran las puertas correspondientes dentro de la ventana de tiempo establecida.

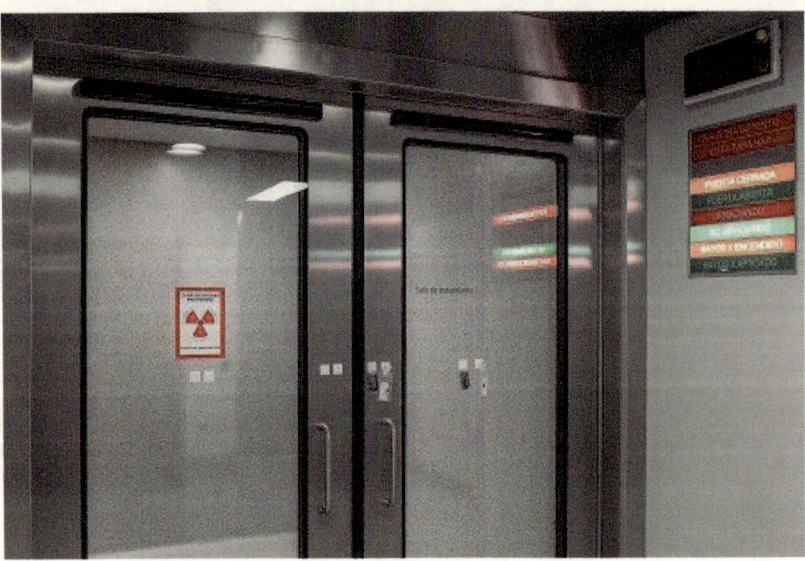

Figura 14. Puerta de entrada a la sala de tratamiento.

4. Ejercicios

4.1 Transferencia del equipo

En este apartado se va a seguir el proceso de transferencia del equipo, previo a los controles de calidad diarios, en el que se diferencian lo siguientes pasos:

Acción	Hecho
Rellenar la hoja de transferencia del equipo (Figura 15)	
Entrega de llaves	
Rellenar el diario de operaciones (Figura 16)	

a) Hoja de registro de la de transferencia del equipo de la empresa de asistencia técnica al centro hospitalario (modelo CUN).

De **HITACHI** a **CUN**	Día:	Hora:
Nombre y firma del Supervisor que *transfiere* la operación del equipo:		

Marcar con un X:

☐ Transferencia sin incidencias

☐ Transferencia con incidencias que resaltar:

Explicar dicha incidencia:

¿Se ha realizado una intervención sobre el equipo que pueda modificar el haz a la salida del Nozzle o la imagen en la sala de tratamiento?: ☐ SI*   ☐ NO

* *En caso afirmativo, HITACHI deberá emitir un* informe *al respecto, y* no se reanudarán los tratamientos *hasta que el radiofísico responsable así lo manifieste.*

Nombre y firma del Supervisor que *acepta la transferencia* de la operación del equipo:

Figura 15. Hoja de transferencia del equipo (modelo CUN).

b) Detalle del registro en el diario de operación de la instalación del proceso de transferencia del equipo al inicio de la jornada (modelo CUN).

Fecha: _____

Recepción del equipo por parte de CUN:

Hora: _____

Supervisor: _____

Firma:

Figura 16. Detalle de la transferencia del equipo en el diario de operaciones de la instalación (CUN).

4.2 Comprobaciones dosimétricas y de imagen

1. Comprobar la constancia de la carga corregida. Registrar los valores en la tabla:

Energía (MeV)	Temperatura (°C)	Presión (mbar)	Carga (nC)	Medida corregida (Gy)

2. Comprobar la estabilidad de la energía. Registrar los valores en la tabla:

Energía (MeV)	Distal Depth (mm)	DFO (mm)	Proximal Depth (mm)	Width (mm)
108.4				
146.1				
173.1				
197.7				

3. Registrar la posición y la forma del spot obtenidas en la siguiente tabla:

Energía (MeV)	Pos X (mm)	Pos Y (mm)	Sigma X (mm)	Sigma Y (mm)	Skewness X (mm)	Skewness Y (mm)	Intensity (%)
70.2							
126.6							
178							
228.7							

4. Registrar el valor obtenido para la planitud del campo extenso.

Flatness (%)	

5. Control de calidad del sistema de imagen; apuntar el valor de los siguientes parámetros:

		X (Lat) (cm)	Y (Long) (cm)	Z (Ver) (cm)	Pitch (º)	Roll (º)	Yaw (º)
1 CBCT	SR Mesa						
	SR Paciente						
2 CBCT	SR Mesa						
	SR Paciente						

6. Comprobación de los láseres.

Láseres correctos	

7. Registro en el diario de operaciones de la carga de trabajo que implican las verificaciones de control de calidad y si ha habido alguna incidencia.

Carga de trabajo:

Número de pacientes	
Controles y medidas radiofísica	

Observaciones (Incidencias, verificaciones realizadas, datos relevantes de la dosimetría/averías...)

4.3 Medida de los niveles de radiación ambiental

1. Registrar los datos del detector que se va a utilizar:

Marca	
Modelo	
Nº de Serie	
Tipo de detector	

2. Para que la medida de la tasa de dosis sea comparable de unos días con los otros, y que, por lo tanto, sirva para detectar posibles incidencias o sucesos en la instalación, la irradiación en la que se haga la medida, debe ser siempre en las mismas condiciones. Escribir las condiciones del disparo realizado en la siguiente tabla:

¿Se usa medio dispersor?	
¿Cuál?	
Descripción del disparo	
Energía del haz	
Ángulo de Gantry	
Posición del "spot"	

3. Registrar la medida de tasa de dosis (se registra siempre en el Diario de operaciones).

Tasa Dosis (µSv/h):	Sala de tratamiento	Sala del acelerador
Detrás de la puerta		

4.4 Verificaciones diarias de los sistemas de seguridad

1. Las verificaciones de los sistemas de seguridad se recogen en el diario de operaciones, siendo ese el registro que se guarda en la instalación. En el diario de operaciones se recogen en una tabla, pero vamos a separarla de acuerdo a los puntos que se estudian.

   a) Sistemas de comunicación audiovisual. Recoger el correcto funcionamiento del intercomunicador y las cámaras de vídeo.

ACCIÓN	EFECTO	OK
Cámaras e intercomunicador de la sala tratamiento	Funcionan correctamente	

   b) Se comprueba que no se puede acceder a la escotilla que da acceso al interior del gantry. Esta cámara carece de pulsadores de búsqueda de haz o de pulsadores de parada, por lo que cuenta con esta medida de seguridad extra.

ACCIÓN	EFECTO	OK
Abrir escotilla que da acceso al interior del gantry	No se puede acceder	

c) Pulsadores de búsqueda y señalizaciones luminosas. Recoger en la tabla la realización de una búsqueda de haz incompleta (en la que se compruebe que ante la realización errónea de la búsqueda de haz la sala no queda lista para irradiar y no se puede) y el resultado de una búsqueda correcta, comprobando que en ese caso el equipo sí que puede irradiar (área lista para haz, ALH). A lo largo de las comprobaciones, se debe estar atento también al correcto funcionamiento de las señales luminosas.

En paralelo, se aprovecha la irradiación para verificar las señales acústicas de la consola y que las opciones de parada de haz que ofrece el equipo funcionan correctamente.

ACCIÓN	EFECTO	OK
No se completa proceso ALH y se cierra puerta	No se puede irradiar	
	Cartel ALH apagado	
	Cartel puerta cerrada encendido	
Se pulsan las setas de ALH 1, 2 y 3 y se deja puerta abierta	No se puede irradiar	
	Cartel ALH apagado	
	Cartel puerta abierta encendido	
Se completa ALH	Se enciende alarma luminosa en la sala de tratamiento	
	Cartel ALH encendido	
	Se puede irradiar	
Administrar un haz de tratamiento	Cartel irradiando encendido	
	Se escucha la señal acústica de la consola de tratamiento.	
	Botón "PAUSE" detiene el haz	
	Botón "RESUME" detiene y cancela el haz	

d) Controles de acceso y enclavamientos. Como última seguridad, se comprueba y se registra, que al abrir la puerta de la sala de tratamiento se corta automáticamente el haz. Volviendo a registrar el hecho de que los paneles informativos del estado de la sala funcionan correctamente.

ACCIÓN	EFECTO	OK
Abrir la puerta de la sala de tratamiento mientras se administra haz	Se interrumpe el haz	
	Cartel "no irradiando" encendido	

5. Referencias

1. CSN. Circular Formato y contenido estándar de la documentación de apoyo a la solicitud de instalaciones de protonterapia. Consejo de Seguridad Nuclear, Versión junio de 2024.

Capítulo II

Activación en una instalación de protonterapia

1. Objetivo

- Identificar diferentes elementos activados en una instalación de protonterapia.
- Conocer la magnitud de las tasas de dosis gamma debidas a la activación.
- Saber calcular el periodo de semidesintegración efectivo a partir de medidas de tasas de dosis.
- Aprender a medir espectros gamma de las piezas activadas.
- Saber analizar espectros gamma reales de una instalación de protonterapia.
- Interpretar los resultados y evaluar la magnitud del riesgo radiológico.

2. Material utilizado

- Ordenador.
- Detector de radiación (gamma).
- Espectrómetro.
- Calculadora.
- Sphinx.
- Lynx.
- Garrafas de agua.

3. Fundamentos

3.1 Activación y medida de espectros gamma

En una instalación de protonterapia, son las interacciones de los protones acelerados con la materia las que conducen al principal riesgo radiológico del público y de los trabajadores [1]. Estas interacciones producen tanto radiación "instantánea" que persiste solo mientras el acelerador está en funcionamiento, como radiactividad inducida que continúa emitiendo radiación después de que el acelerador se apaga.

Las interacciones nucleares de los protones pueden ser elásticas o no elásticas. Dentro de las interacciones inelásticas, se tiene la radiativa (Bremsstrahlung de protones) y la no radiativa (reacciones nucleares). Cuando la energía cinética de los protones es lo suficientemente alta como para superar la repulsión eléctrica del núcleo (barrera de Coulomb), la probabilidad de que sucedan reacciones nucleares aumenta. Son las reacciones nucleares provocadas por los protones las que van a generar radiación dispersa secundaria como los neutrones, que a su vez pueden someterse a reacciones nucleares.

Tanto los protones como los neutrones pueden ser los causantes de la *activación*. Ésta se podría decir que es la última fase de desintegración, generalmente mediante radiación gamma, de los núcleos excitados que se generan en las reacciones nucleares causadas por los protones y los neutrones. Esta desintegración (activación) depende de la naturaleza del núcleo excitado y puede ser muy prolongada (desde una fracción de segundos hasta miles de años), lo cual hace que la activación sea de gran importancia para la protección radiológica [2], ya que puede contribuir a la exposición a la radiación incluso cuando no hay un haz de protones en funcionamiento. Algunos ejemplos de reacciones nucleares de los protones con materiales con composición similar al cuerpo humano/agua se muestran en la Tabla 1.

Tabla 1. Reacciones nucleares de los protones con materiales con composición similar al cuerpo humano/agua.

Radionucleido	Reacción	Periodo de semidesintegración	Energía de la radiación gamma (keV)
^{11}C	$^{12}C(p,pn)^{11}C$	20.4 min	511
^{13}N	$^{16}O(p,\alpha)^{13}N$	9.97 min	511
^{18}F	$^{18}O(p,n)^{18}F$	109.7 min	511
^{14}O	$^{14}N(p,n)^{14}O$	1.18 min	511
^{28}Mg	$^{34}Cl(p,6pxn)^{28}Mg$	20.91 h	31, 400, 941, 1342

El tiempo que define la rapidez con la que el radioisótopo va desapareciendo, viene dado por el periodo de semidesintegración. El periodo de semidesintegración ($T_{1/2}$) es el tiempo que tarda la mitad de los núcleos de un conjunto inicial de átomos radiactivos en desintegrarse espontáneamente. La actividad (A_{final}) de un radioisótopo tras un tiempo t partiendo de una determinada actividad inicial ($A_{inicial}$) viene dada por la siguiente ecuación:

$$A_{final} = A_{inicial} * e^{-t*\frac{\ln(2)}{T_{1/2}}} \tag{1}$$

Es importante conocer el periodo de semidesintegración de los radioisótopos generados en los elementos activados pues nos van a indicar el ritmo de decay. Esto afecta directamente a la gestión de los elementos activados, pues si por ejemplo un elemento contiene radioisótopos de periodo de semidesintegración de años (que dependiendo de la tasa de dosis) se tendrá que gestionar diferente a un elemento activado cuyo periodo de semidesintegración sea del orden de minutos.

Una herramienta que nos ayuda a identificar los radioisótopos presentes en los elementos activados es el espectrómetro gamma (como se muestra en la Figura 1). Este equipo es un detector basado en ioduro de sodio que es capaz de medir las cuentas por segundo y clasificar la radiación detectada según su energía, generando así un espectro, cuyo "picos" serán las energías de emisión características de los radioisótopos presentes (ver Tabla 1).

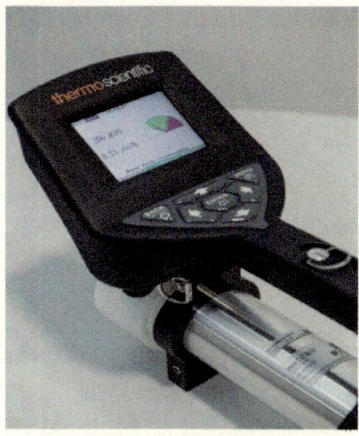

Figura 1. Espectrómetro gamma.

3.2 Límites de dosis y clasificación de zonas

La protección radiológica de las personas sometidas a exposición ocupacional o como miembros del público se optimizará con el objetivo de mantener la magnitud de las dosis individuales, la probabilidad de exposición y el número de personas expuestas lo más bajos que sea razonablemente posible teniendo en cuenta el estado actual de los conocimientos técnicos y factores económicos y sociales.

En situaciones de exposición planificada, la suma de las dosis recibidas por cualquier persona no superará los límites de dosis establecidos, tanto para la exposición ocupacional como para la de los miembros del público.

Para los blindajes se consideran los límites de dosis al trabajador expuesto y a los miembros del público (Tabla 2), especialmente la dosis efectiva.

Tabla 2. Límites de dosis por año oficial [3].

	Trabajador	Miembros del público
Dosis efectiva	20 mSv	1 mSv
Piel#	500 mSv *	50 mSv *
Cristalino#	100 mSv a lo largo de cinco años oficiales consecutivos, y una dosis máxima de 50 mSv en un único año oficial	---
Extremidad#	500 mSv	---

Dosis equivalente

* *Dicho límite se aplicará a la dosis promediada sobre cualquier superficie cutánea de 1 cm², con independencia de la superficie expuesta.*

La clasificación de las diferentes áreas se lleva a cabo atendiendo al tipo de riesgo de exposición a radiaciones ionizantes (irradiación y/o contaminación) y a la probabilidad y magnitud de las exposiciones potenciales. Las salas principales de la instalación y sus salas colindantes están clasificadas radiológicamente y señalizadas de acuerdo a lo establecido en el anexo IV del Reglamento sobre protección de la salud contra los riesgos derivados de la exposición a las radiaciones ionizantes y la norma UNE 73-302.

Se clasificarán los lugares de trabajo, en función del riesgo de exposición y teniendo en cuenta la probabilidad y magnitud de las exposiciones potenciales, en las siguientes zonas:

a) Zona controlada: es aquella zona en la que se cumpla cualquiera de las siguientes condiciones:

· Exista la posibilidad de recibir dosis efectivas superiores a 6 mSv por año oficial.

- Sea necesario seguir procedimientos de trabajo con objeto de restringir la exposición a la radiación ionizante, evitar la dispersión significativa de contaminación radiactiva o prevenir o limitar la probabilidad y magnitud de accidentes radiológicos o sus consecuencias.

b) Zona vigilada: es aquella zona en la que, no siendo zona controlada, exista la posibilidad de recibir dosis efectivas superiores a 1 mSv por año oficial.

Además, las zonas controladas se podrán subdividir en las siguientes:

a) Zonas de permanencia limitada: son aquellas en las que existe el riesgo de recibir una dosis superior a los límites de dosis fijados para los trabajadores expuestos.

b) Zonas de permanencia reglamentada: son aquellas en las que existe el riesgo de recibir en cortos períodos de tiempo una dosis superior a los límites de dosis fijados en el para los trabajadores expuestos y que requieren prescripciones especiales desde el punto de vista de la optimización.

c) Zonas de acceso prohibido: son aquellas en las que existe el riesgo de recibir, en una exposición en muy corto periodo de tiempo, dosis superiores a los límites de dosis fijados para los trabajadores expuestos.

4. *Ejercicios*

4.1 Medida de la tasa de dosis gamma de distintos componentes

1. Registrar los datos del detector que se va a utilizar:

Marca	
Modelo	
Nº de Serie	
Tipo de detector	

2. Para el control de calidad del equipo de protonterapia que lleva a cabo la empresa de asistencia técnica se emplean unas garrafas de agua como material dispersor en el isocentro.

    a) Medir la tasa de dosis a diferentes distancias de la garrafa y anotar los valores.

Distancia (m)	Tasa de dosis (µSv/h)
0.1	
0.5	
1	

    b) ¿Se cumple la ley del cuadrado inverso de la distancia? Realizar el cálculo.

    c) Medir la tasa de dosis en contacto a diferentes tiempos. Anotar las medidas.

Hora de medida	Intervalo de tiempo (min)	Tasa dosis (µSv/h)

d) Representar gráficamente los valores obtenidos

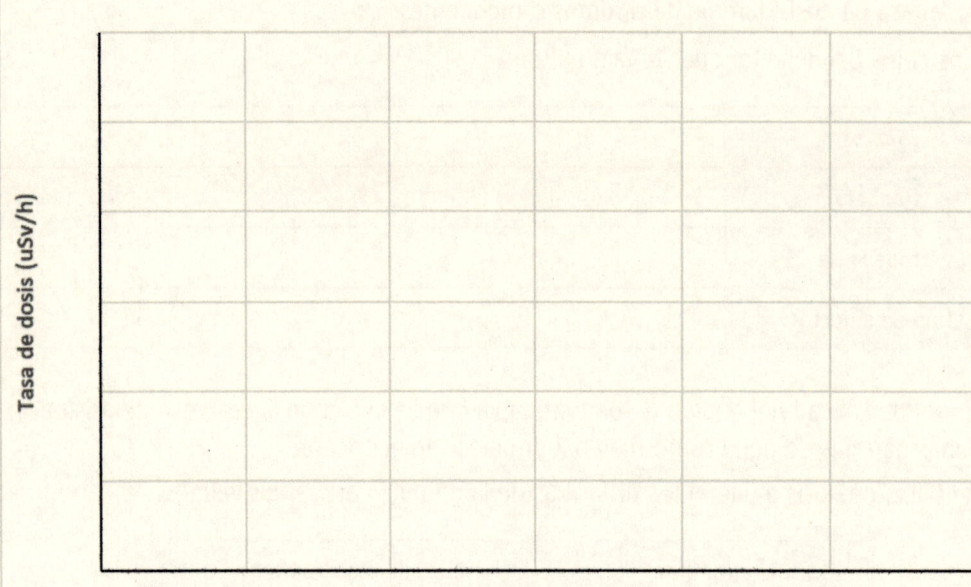

e) Realizar un ajuste de los datos y anotar los parámetros del ajuste con sus unidades.
Siendo $\dot{D}$ la tasa de dosis y t el tiempo:

$$\dot{D} = b \cdot e^{-at} \qquad\qquad (2)$$

a	
b	
r^2	

f) Calcular el periodo de semidesintegración efectivo a partir de los parámetros del ajuste.

g) En base a los resultados obtenidos, ¿cómo consideras que hay que clasificar radiológicamente la sala en la que se almacenan?

3. Medir tasa de dosis en contacto de los equipos de medida utilizados para el control de calidad diario del haz de radiación (Figura 2) y registrar el resultado.

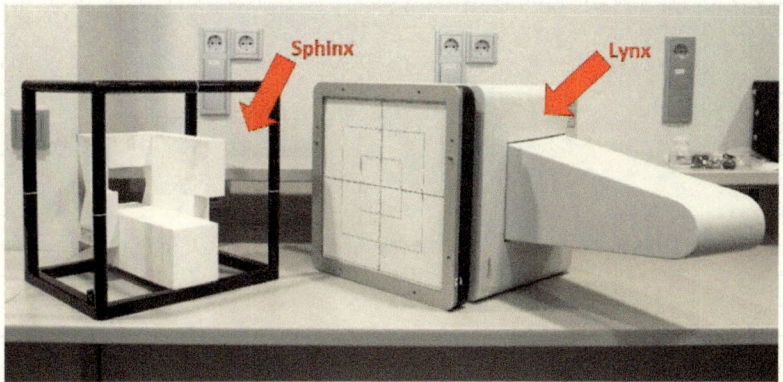

Figura 2. Equipos de control de calidad.

Material	Tasa de dosis (μSv/h)
Sphinx	
Lynx	

4. En base a las medidas realizadas, ¿crees que las lecturas de los dosímetros de anillo son distintas de cero? Hacer una estimación de las posibles lecturas.

4.2 Medida del espectro gamma de distintos componentes

1. Registrar los datos del detector que se va a utilizar:

Marca	
Modelo	
Nº de Serie	

2. Para poder realizar espectros de elementos activados y, con ello, identificar los radioisótopos que hay en el material, el primer paso sería la medición de un espectro de fondo. ¿Por qué crees que hay que realizar un espectro de fondo? ¿Qué elementos puedes esperar?

3. Analizar los siguientes espectros de fondo. ¿Son el mismo espectro? ¿A qué crees que se deben las diferencias?

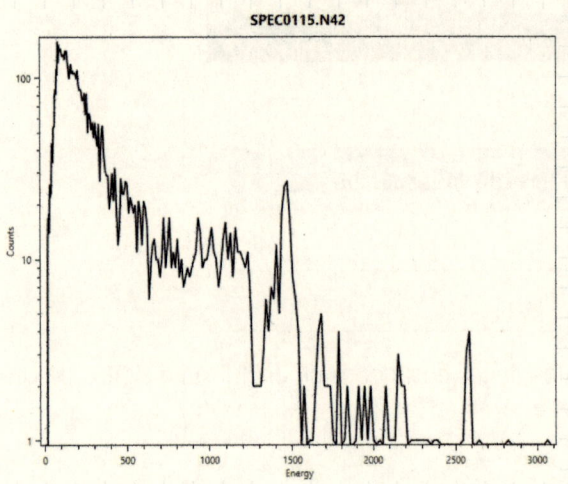
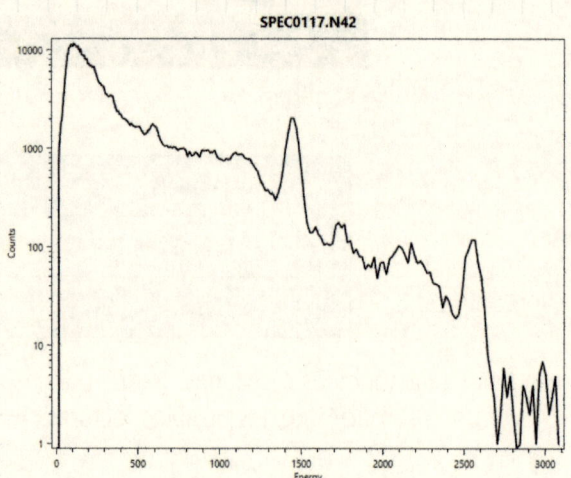

4. Para el control de calidad del equipo de protonterapia que lleva a cabo la empresa de asistencia técnica se emplean unas garrafas de agua como material dispersor en el isocentro. Medir el espectro gamma que emite el agua de estas garrafas. Dibujar los principales picos, indicar qué son los ejes *x* e *y*, y la escala de medida.

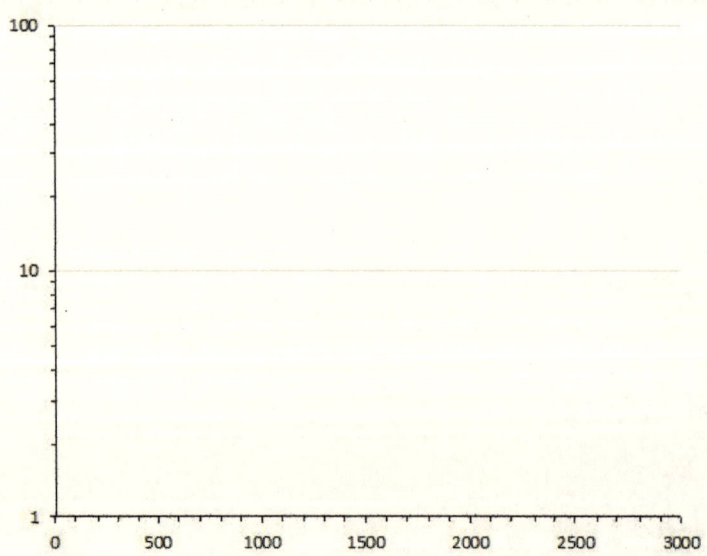

5. El siguiente espectro se midió, en contacto, en un punto caliente del acelerador:

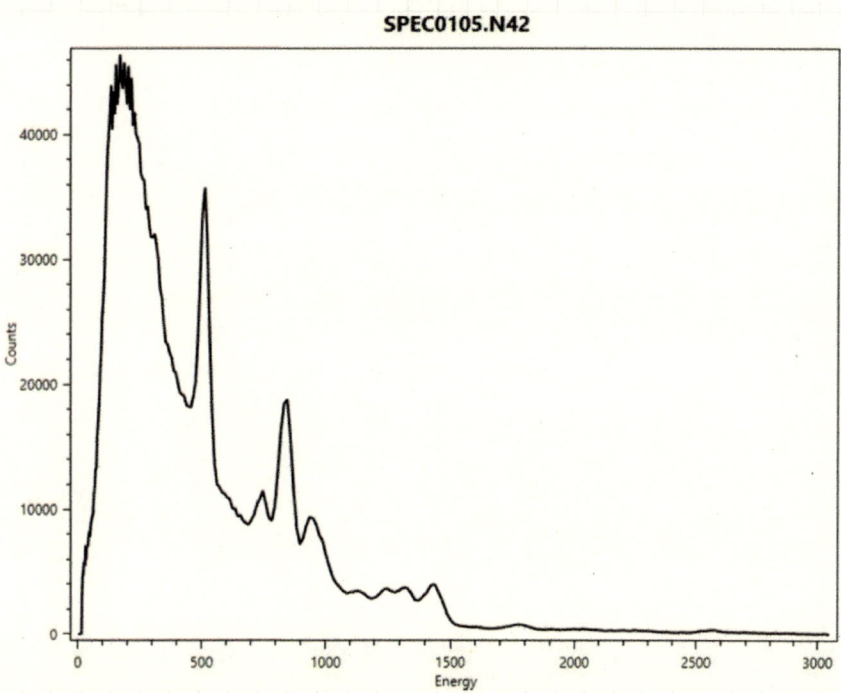

a) El Níquel-56 emite radiación gamma de diferentes energías con diferentes probabilidades. ¿Puedes asegurar que está presente en la pieza activada?

Energía (keV)	Probabilidad de emisión (%)
158	99
269	36
480	36
750	50
812	86

b) El Cobalto-56 emite radiación gamma de diferentes energías con diferentes probabilidades. ¿Puedes asegurar que está presente en la pieza activada?

Energía (keV)	Probabilidad de emisión (%)
847	100
1238	68
1771	16

5. Referencias

1. Martínez-Francés E, Pedrero D, Morán V, et al. Interacción de los protones y neutrones con la materia. En: Martí-Climent JM, Morán V, editores. Elementos de protección radiológica en protonterapia para supervisores y operadores. En impresión. Pamplona: EUNSA; 2025.

2. Irazola L, Morán V, Martínez-Francés E, et al. Is neutron-activation a radiation safety issue for the facility staff and public members in proton therapy? Radiation Physics and Chemistry, Volumen 215, 2024, 111386.

3. Real Decreto 1029/2022, de 20 de diciembre, por el que se aprueba el Reglamento sobre protección de la salud contra los riesgos derivados de la exposición a las radiaciones ionizantes. Boletín Oficial del Estado 313, pág. 178672-178732.

Capítulo III

Protonterapia: funcionamiento, verificaciones y monitorización

1. Objetivo

- Saber utilizar los dosímetros de lectura directa e interpretar los resultados obtenidos.

- Conocer los principales componentes de un equipo de protonterapia.

- Saber ejecutar una secuencia de búsqueda de área lista para haz.

- Conocer el procedimiento mediante el cual se comprueba el correcto funcionamiento de los botones de búsqueda.

- Conocer la distribución de los botones de parada de emergencia dentro de las diferentes salas.

- Conocer los niveles de radiación producidos por la activación en el propio equipo.

- Conocer los niveles de radiación en diferentes puntos de la sala de tratamiento en ausencia de haz.

- Entender el funcionamiento del sistema de monitorización ambiental y aspectos importantes a tener en cuenta en el diseño.

- Conocer la tasa de dosis en diferentes puntos de la instalación, tanto en el interior como en el exterior de las salas por las que discurre el haz de radiación.

- Saber cuál es la localización del monitor de contaminación y del material necesario para realizar una descontaminación si fuera necesario.

2. Material utilizado

- Dosímetros de lectura directa.

- Calculadora.

- Walkie-talkies.

- Detectores portátiles de tasa de dosis gamma.

- Detectores portátiles de tasa de dosis neutrónica.

- Carro para transportar los detectores de radiación.

- Material de descontaminación.

3. Fundamentos

3.1 Dosimetría personal

Según la normativa vigente sobre protección radiológica, es imperativo implementar un sistema de monitoreo dosimétrico para el personal expuesto a radiaciones ionizantes, abarcando tanto la radiación gamma como la neutrónica. Este requisito se extiende a quienes manipulan materiales potencialmente activados, quienes deben utilizar dosímetros de anillo para medir la exposición en las extremidades. La evaluación de estas dosis debe realizarse mensualmente.

Es importante destacar que las mediciones dosimétricas deben ser efectuadas por entidades autorizadas por las autoridades competentes en seguridad nuclear. Sin embargo, es notable la ausencia, en la actualidad, de servicios autorizados para dosimetría neutrónica personal en España, lo que lleva a considerar estas mediciones como operacionales.

En el contexto específico de la instalación de CUN, se emplean dosímetros de termoluminiscencia (TLD) para medir la radiación gamma, tanto en forma de dosímetros de solapa como de anillo. Estos dispositivos miden el equivalente de dosis personal $H_p(10)$ y $H_p(0.07)$, proporcionando estimaciones de la dosis efectiva y la dosis equivalente en piel y extremidades, respectivamente. Para la radiación neutrónica, se utilizan dosímetros de trazas capaces de detectar neutrones en diversos rangos de energía (Figura 1). En todos los casos, está establecido un umbral mínimo de registro de 0.10 mSv, una vez descontado el fondo ambiental.

Adicionalmente, el personal que necesita acceder a áreas específicas como las salas del acelerador y del gantry debe portar dosímetros de lectura directa (DLD) (Figura 1). Las lecturas de estos dispositivos deben ser debidamente registradas para mantener un control preciso de la exposición individual.

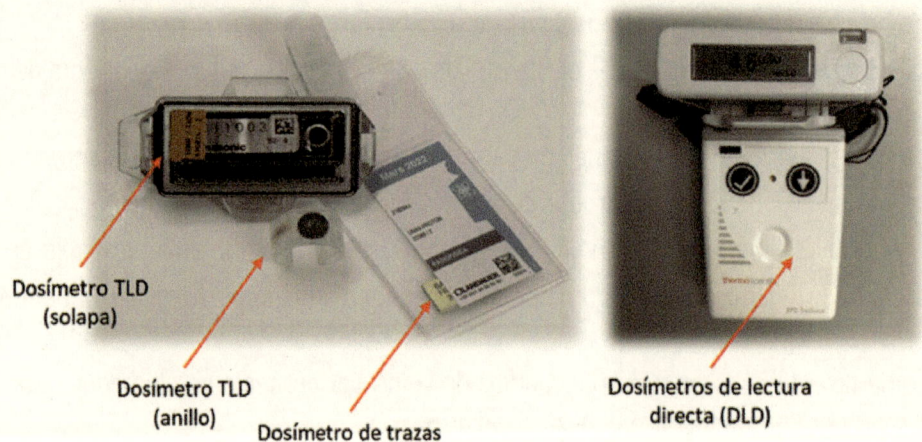

Dosímetro TLD
(solapa)

Dosímetro TLD
(anillo)

Dosímetro de trazas

Dosímetros de lectura
directa (DLD)

Figura 1. Dosímetros personales.

3.2 Sistemas de seguridad

En el contexto de la instalación de protonterapia el término "seguridad" puede hacer referencia a varios aspectos relacionados con:

- La integridad del propio equipo de protonterapia.
- La seguridad del paciente para que reciba la dosis prescrita en el volumen correcto.
- La seguridad del personal expuesto a radiaciones ionizantes y los miembros del público en general, garantizar que los niveles de radiación de la instalación son adecuados y minimizar las posibilidades de que se produzca una exposición accidental.

Dentro de los sistemas de seguridad, se define como *enclavamiento* aquel sistema de seguridad que tiene por función limitar o interrumpir el haz de radiación en el caso de que se produzcan una o varias condiciones indeseadas.

En esta práctica se hará hincapié en los sistemas de seguridad diseñados para garantizar la protección radiológica de los trabajadores y del público en general [1, 2]. Estos sistemas deben actuar sobre el haz de radiación, de forma que acciones externas al propio equipo de protonterapia conllevan la activación del enclavamiento. Algunos ejemplos son:

- Un pulsador de emergencia ha sido accionado.

- La inspección de la sala, previa a la irradiación, no se ha realizado correctamente.

- Una o varias de las puertas que dan acceso a las diferentes salas de la instalación se han abierto.

En la práctica se va a prestar especial atención a:

- Los pulsadores de emergencia (ACB): su finalidad es la interrupción del haz desde el interior de cualquier sala, en caso de que alguien quede en el interior de la misma de manera inintencionada durante la irradiación. Por ello, es necesario contar con un número adecuado de pulsadores dentro de cada sala, asegurando un acceso fácil y rápido desde cualquier localización. Asimismo, los pulsadores se señalizarán adecuadamente asegurando su visibilidad (Figura 2). Cuando un pulsador ACB es presionado, se activa un enclavamiento del haz, interrumpiendo la irradiación dentro de la sala en la que éste ha sido activado.

- Los pulsadores de búsqueda de "área lista para haz" (ASB): tienen la finalidad de obligar al último individuo en abandonar una sala concreta a hacer una inspección visual de la misma, para asegurar que nadie se queda dentro de ésta de forma inintencionada durante la irradiación; es decir, su función es prevenir de exposiciones accidentales a la radiación (Figura 2). Se trata de un sistema similar al botón de "último hombre" que se instala en los búnkeres de los aceleradores de radioterapia convencional. La diferencia reside en que las salas que albergan los equipos de protonterapia son mucho más extensas y, por ende, resulta necesario instalar un conjunto de pulsadores distribuidos de forma que el usuario deba llegar hasta el punto más alejado de la puerta de la sala y hacer un recorrido por la misma hasta la salida, habiendo visualizado toda la sala. El número de pulsadores dependerá de la extensión de la sala. Cuando el primer botón es accionado, se inicia el proceso de búsqueda de "área lista para haz" y se debe encender una alarma acústica y/o luminosa que avise de que la exposición a la radiación dentro de dicha sala es inminente. Para poder irradiar dentro del búnker es necesario completar correctamente el proceso de búsqueda, es decir, todos los ASB deber accionarse en el orden correcto y dentro de una ventana de tiempo establecida.

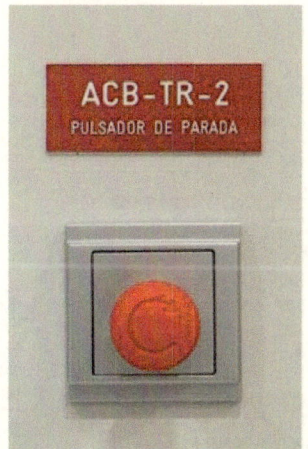 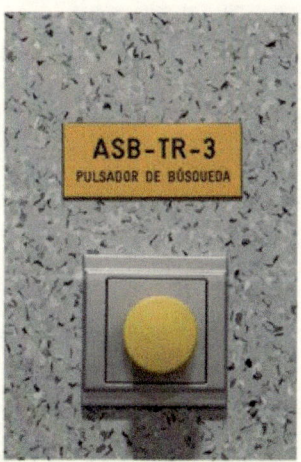

Figura 2. Pulsador de emergencia (izquierda) y de búsqueda (derecha).

- Paneles de estado: en la entrada de cada una de las salas se instala un panel de estado en el que se puede visualizar información relativa al estado de la misma. Se trata de indicadores luminosos con un código de color para indicar el riesgo en el interior de sala (irradiando/no irradiando). Esta información suele ir también acompañada de una indicación de si la puerta está abierta o cerrada y del estado de la búsqueda del haz (área lista para haz).

3.3 Verificación de los sistemas de seguridad

El programa de verificación de los sistemas de seguridad debe incluir una descripción detallada del procedimiento a seguir para realizar las comprobaciones que se consideren oportunas. Algunos de los ítems a comprobar pueden ser:

- La imposibilidad de acceder a las dependencias de la instalación sin disponer, o bien de llave física, o bien de tarjeta personal.

- Verificar que el equipo de protonterapia recibe correctamente las señales eléctricas que generan los sistemas de seguridad y que actúan sobre el haz de radiación.

- El correcto funcionamiento de los enclavamientos que actúan sobre las puertas de las salas por las que discurre el haz.

- La posibilidad de abrir las puertas desde dentro, tanto en irradiación como en ausencia de ella.

- El correcto funcionamiento de la señalización luminosa y/o acústica, incluyendo paneles de estado del área (área lista/no lista para haz), de las puertas (abierta o cerrada) y del equipo (irradiando/no irradiando).

- El buen funcionamiento de los pulsadores de búsqueda: es decir, que es posible irradiar si se realiza correctamente la secuencia y no es posible irradiar si el proceso de búsqueda no se realiza correctamente; bien por saltarse algún botón o bien por no pulsar alguno de los botones dentro de la ventana de tiempo establecida. Asimismo, se comprueba la exactitud de los tiempos entre botones de búsqueda.

- El correcto funcionamiento de los pulsadores de parada de emergencia: al accionar un botón ACB el haz no llega al área en el que está situado dicho botón.

- La correcta visualización de los botones ASB y ACB en las pantallas situadas en el control de tratamiento.

La instalación de CUN envía al equipo de protonterapia señales redundantes sobre los sistemas de seguridad y, por lo tanto, para comprobar su correcto funcionamiento hay que tener en cuenta cada una de ellas. Así, en las prácticas vamos a comprobar, además, que en la pantalla del ordenador que se encuentra en la sala de control de tratamiento se visualizan los botones ACB y ASB correctamente (Figura 3).

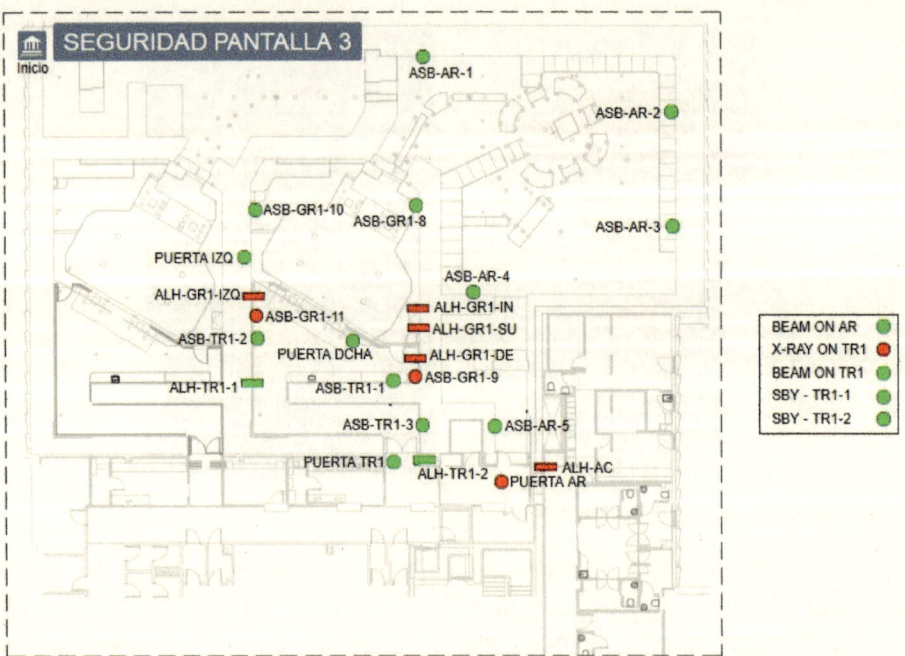

Figura 3. Pantalla de ordenador en el que se visualizan los botones de parada y de búsqueda de haz.

Asimismo, se verifica:

- El correcto funcionamiento de los paneles de estado.

- La luz amarilla de las salas anunciando que puede haber irradiación.

3.3.1 *Pulsadores de búsqueda de área (ASB), alarmas luminosas y paneles de estado de área*

Recordamos lo primero, que los pulsadores de ASB son amarillos (Figura 2). A la vez que estos pulsadores, se debe realizar la verificación de las alarmas luminosas y los paneles de estado. Un ejemplo se ve en la Figura 4 en la que se aprecia su localización en la sala de tratamiento.

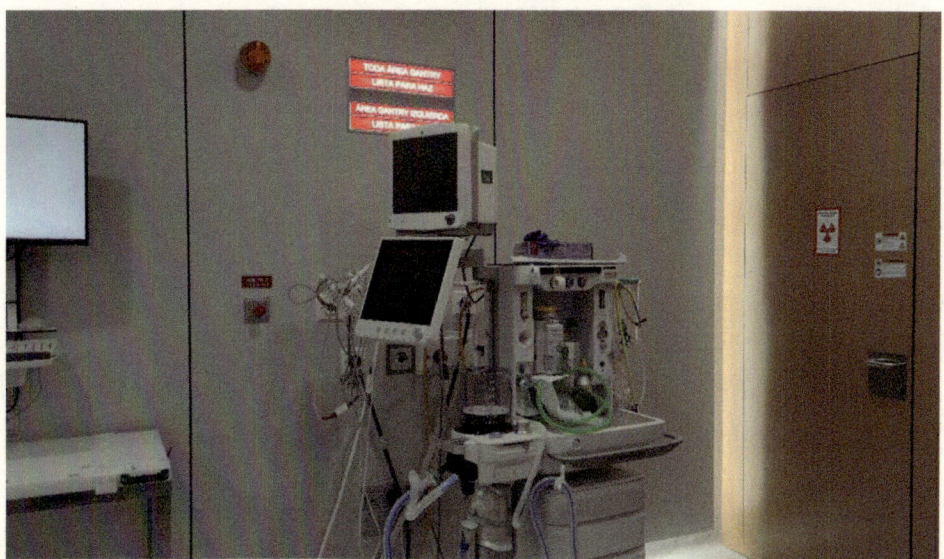

Figura 4. Situación, dentro de la sala de tratamiento, de la alarma luminosa y del panel de estado de área de la sala del gantry.

El sistema se verifica realizando el proceso de búsqueda de "área lista para haz" de forma correcta y, asimismo, se comprueba el mayor número de combinaciones posibles que pueden darse para que se realice el proceso de búsqueda de forma incorrecta. Veamos cada una de ellas:

Secuencias correctas

Para cada área se comprueba que:

✓ Al iniciar el proceso de búsqueda de haz se acciona la alarma luminosa (Figura 4) correspondiente y se queda encendida hasta que se rompe de nuevo el área.

✓ Al completar la secuencia de búsqueda correctamente, es decir, pulsar todos los botones ASB de un área en el orden correcto y dentro de la ventana de tiempo establecida, además de cerrar la puerta de esa área:

o Se muestra el mensaje "Área Lista para Haz" en los paneles de estado del área (Figura 4).

o Se visualiza correctamente en los soportes mencionados (Figura 3).

Secuencias erróneas de búsqueda de haz

Es importante también comprobar que si hace la búsqueda de haz de forma incorrecta las señales no se transmiten a partir del error y no se puede irradiar. Para hacerla de forma incorrecta se contemplan dos posibilidades:

✓ No pulsar uno de los botones.

✓ Realizar la siguiente acción (accionar el siguiente pulsador o cerrar el acceso) transcurrido un periodo de tiempo superior al prefijado.

En estos casos, se comprueba que:

✓ Al iniciar el proceso de búsqueda pulsando el primer ASB se acciona la alarma luminosa (Figura 4) y permanece activa hasta que se comete el error en las acciones. Si se omite este primer paso la alarma luminosa no se activa.

✓ Al finalizar la búsqueda de área errónea no se muestra el mensaje "Área lista para haz" en los paneles de estado de área.

✓ La señal se visualiza correctamente hasta el punto en el que se comete el error, en los soportes anteriormente mencionados (Figura 3).

✓ No se puede generar haz en la sala correspondiente.

3.3.2 Control del estado de puertas y paneles de estado

Lo primero que hay que comprobar es que, al abrir la puerta estando el área lista para haz:

✓ Se rompe el área y en el panel de estado del área desaparece el letrero rojo de área lista para haz.

✓ No se puede generar haz en esa sala.

✓ En el panel de estado cambia el mensaje de "puerta cerrada" a "puerta abierta".

Nótese que, para realizar las búsquedas de haz se necesita abrir la puerta de cada una de las áreas. Con lo que esta comprobación es la primera que se realiza de forma natural en cada una de las puertas a verificar.

La siguiente comprobación es durante una irradiación. En ese momento, la tasa de dosis del detector (gamma y neutrones) situado en la sala del acelerador supera el nivel de alarma 1 y por lo tanto se tiene que cumplir que:

✓ No se puede abrir la puerta del acelerador desde fuera.

✓ Al pulsar el botón de emergencia, situado en el interior de la sala del acelerador, la puerta se abre.

Tras una irradiación deben transcurrir 60'' hasta que la puerta se pueda abrir de nuevo. De modo que, tras finalizar la irradiación anterior, al apagarse el cartel de "irradiando" en la sala del acelerador, se cronometra y se intenta abrir la puerta antes de finalizar el minuto y después.

De nuevo se irradia con el equipo y se comprueba que la irradiación se corta si se abre la puerta de la sala de tratamiento o la del acelerador (en este caso usando la llave de emergencia que permite abrir la puerta en cualquier momento). En esta prueba se verifica también que:

✓ Desaparece el cartel de "irradiando" y se muestra el mensaje "no irradiando" en el panel de estado del equipo.

✓ El mensaje "puerta abierta" reemplaza al mensaje "puerta cerrada" en el panel.

✓ Desaparece el mensaje "Área lista para haz".

La última comprobación a realizar es sobre la parte del panel de estado que se refiere al sistema de rayos X. Para que el equipo lo detecte, se deben desplegar los paneles del equipo. En ese caso, si se gira la llave de la consola de los rayos X, se debe ver que:

✓ En los paneles de estado del equipo se muestra el mensaje "Rayos X funcionando".

✓ En el ordenador de la consola aparece "X-Ray ready".

3.4 Activación

En una instalación de protonterapia, son las interacciones de los protones acelerados con la materia las que conducen al principal riesgo radiológico del público y de los trabajadores [3, 4]. Estas interacciones producen tanto radiación "instantánea" que persiste solo mientras el acelerador está en funcionamiento, como radiactividad inducida que continúa emitiendo radiación después de que el acelerador se apaga.

Las interacciones nucleares de los protones pueden ser elásticas o no elásticas. Dentro de las interacciones inelásticas, se tiene la radiativa (Bremsstrahlung de protones) y la no radiativa (reacciones nucleares). Cuando la energía cinética de los protones es lo suficientemente alta como para superar la repulsión eléctrica del núcleo (barrera de Coulomb), la probabilidad de que sucedan reacciones nucleares aumenta. Son las reacciones nucleares provocadas por los protones las que van a generar radiación dispersa secundaria como los neutrones, que a su vez pueden someterse a reacciones nucleares.

Tanto los protones como los neutrones pueden ser los causantes de la ***activación***. Ésta se podría decir que es la última fase de desintegración, generalmente mediante radiación gamma, de los núcleos excitados que se generan en las reacciones nucleares causadas por los protones y los neutrones. Esta desintegración (activación) depende de la naturaleza del núcleo excitado y puede ser muy prolongada (desde una fracción de segundos hasta miles de años), lo cual hace que la activación sea de gran importancia para la protección radiológica, ya que puede contribuir a la exposición a la radiación incluso cuando no hay un haz de protones en funcionamiento. Algunos ejemplos de reacciones nucleares de los protones con materiales con composición similar al cuerpo humano/agua se muestran en la Tabla 1, de reacciones nucleares de los neutrones térmicos (captura de éstos) con materiales metálicos en la Tabla 2.

Tabla 1. Reacciones nucleares de los protones con materiales con composición similar al cuerpo humano/agua.

Radionucleido	Reacción	Periodo de semidesintegración	Energía de la radiación gamma (keV)
^{11}C	^{12}C $(p,pn)^{11}C$	20.4 min	511
^{13}N	^{16}O $(p,\alpha)^{13}N$	9.97 min	511
^{18}F	^{18}O $(p,n)^{18}F$	109.7 min	511
^{14}O	^{14}N $(p,n)^{14}O$	1.18 min	511
^{28}Mg	^{34}Cl $(p,6pxn)^{28}Mg$	20.91 h	31, 400, 941, 1342

Tabla 2. Reacciones nucleares de los neutrones térmicos con materiales metálicos.

Radionucleido	Reacción	Periodo de semidesintegración	Energía de la radiación gamma (keV)
^{56}Mn	^{55}Mn $(n,\gamma)^{56}Mn$	2.58 h	847, 1811, 2113
^{60}Co	^{59}Co $(n,\gamma)^{60}Co$	5.27 años	1173, 1332
^{64}Cu	^{63}Cu $(n,\gamma)^{64}Cu$	12.7 h	511
^{65}Zn	^{64}Zn $(n,\gamma)^{65}Zn$	244.3 días	511, 1116

3.5 Monitorización de dosis ambiental

El sistema de monitorización ambiental [5] consta de 4 estaciones de medida, cada una de ellas está constituida por dos detectores fijos, calibrados en $H^*(10)$:

- Detector gamma, modelo FHT 612-10 de Thermo.
- Detector de neutrones, modelo FHT 762 Wendi-2 de Thermo [6].

Las estaciones de medida están conectadas a un monitor (modelo FHT 6020) en el que se puede visualizar la tasa de dosis instantánea. El sistema dispone de dos conjuntos de indicadores luminosos (verde, naranja y rojo) que permiten que el usuario pueda visualizar el nivel de riesgo de irradiación: el primero de ellos se encuentra en la parte inferior del monitor, y el segundo es una columna de señalización luminosa independiente que si bien está conectada al monitor se puede colocar en otro punto de la instalación (Figura 5).

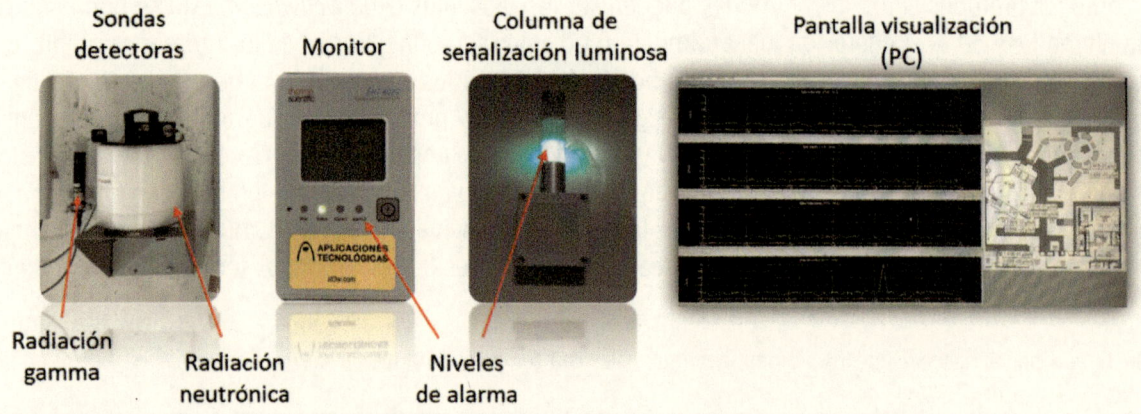

Figura 5. Sistema de monitorización ambiental (de izquierda a derecha): detectores de neutrones y radiación gamma, monitor en el que se visualiza la tasa de dosis instantánea, columna de señalización luminosa y pantalla del ordenador en la que se presenta la evolución temporal de las medidas.

Las 4 estaciones están conectados a un ordenador en el que se instaló un programa (NetView de Thermo) que permite hacer un registro en continuo de las tasas de dosis (Figura 5). En concreto, este programa almacena la tasa de dosis promedio en cada minuto medida por cada una de las 8 sondas detectoras. El ordenador está situado en la sala de control de tratamiento, de forma que los operadores pueden visualizar la evolución de la tasa de dosis en las distintas salas. Además, los datos registrados se pueden exportar de forma sencilla para poder realizar un análisis más exhaustivo de las medidas realizadas.

En la Figura 6 se muestra la localización de las cuatro estaciones de medida.

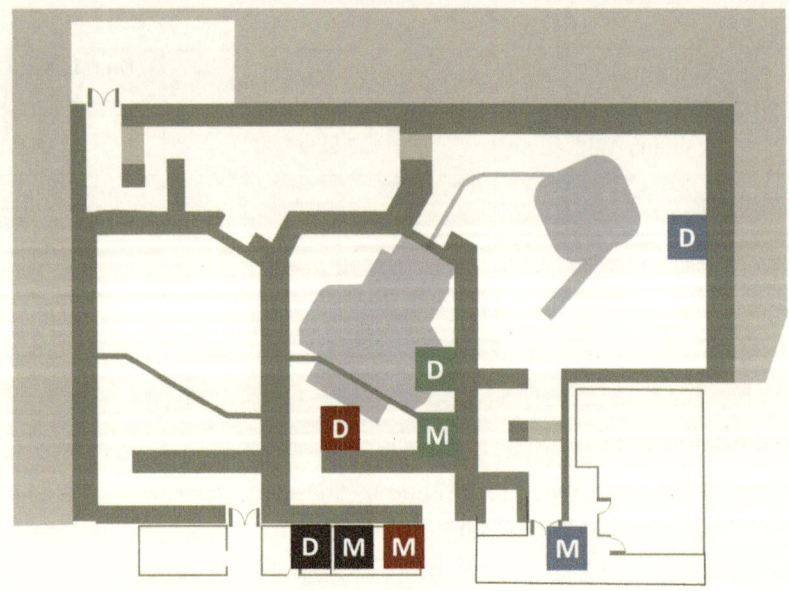

Figura 6. Ubicación de cada pareja detector-monitor. D: detectores y M: monitor.

Antes de la solicitud de puesta en marcha, y dando cumplimiento a las especificaciones de la resolución de autorización, se debe enviar un informe al CSN incluyendo entre otras cosas una justificación de la localización de los detectores dentro de las salas. La media de la tasa de dosis debe ser representativa de los niveles de radiación dentro de la sala en la que se encuentran.

La medida de los niveles de radiación consiste en realizar un barrido de la tasa de dosis instantánea, tanto gamma como neutrónica, detrás de las barreras estructurales, mediante el uso de detectores portátiles calibrados en H*(10):

· Detector de neutrones modelo FHT 762 Wendi-2 con un monitor modelo Radeye PX de Thermo.

· Detector gamma modelo Radeye PRD-ER.

Las condiciones de medida son las más desfavorables encontradas en la puesta en marcha, donde se hizo un barrido exhaustivo de la monitorización ambiental con todas las angulaciones de gantry posibles y modos de disparo.

3.6 Contaminación

En la instalación de protonterapia existe riesgo de contaminación superficial y personal (interna y externa) debido a:

- Desprendimiento de partículas cuando se llevan a cabo tareas de mantenimiento y se manipulan piezas activadas del sistema de protonterapia. Este desprendimiento se debe al roce entre la pieza activada y las manos o herramientas que la manipulen.
- Activación de maniquíes utilizados durante los controles de calidad, como la cuba de agua empleada para caracterizar el haz de radiación.
- Fuga de agua de los sistemas de refrigeración del equipo o de la sala (debido a la activación del agua).
- Inhalación de aire activado.

Teniendo en cuenta estos riesgos radiológicos, el procedimiento de descontaminación debe ser conocido por todo el personal y contemplará:

- Las posibles vías de contaminación en la instalación.
- Los medios existentes para la detección (detectores portátiles).
- Los medios existentes para la descontaminación y el procedimiento detallado.

Es necesario tener un detector de contaminación portátil para identificar la contaminación superficial y la contaminación de los trabajadores. Éste debe estar ubicado adecuadamente en la instalación y sus características serán tales que permitan medir los radioisótopos que se prevé que se generen en la instalación.

Para poder realizar la descontaminación superficial del personal se dispondrá de un sistema de lavado y para la descontaminación de superficies se contará con el "kit de descontaminación" que contendrá todo el material necesario para una descontaminación y que estará en un sitio fijo y conocido por todos. Este kit debe constar, como poco de un cubo para depositar los materiales usados en la descontaminación, guantes de varias tallas para proteger las manos de los operadores, calzas por si la contaminación se ha producido en el suelo, papel absorbente y Radiowash. En el caso de la instalación de protonterapia de la CUN, además se ha añadido una copia del procedimiento de descontaminación para su consulta si fuera necesario.

4. Ejercicios

4.1 Dosimetría personal

4.1.1 Uso de los dosímetros de lectura directa

1. Calcular la dosis de radiación recibida durante la práctica a partir de las medidas realizadas con un dosímetro de lectura directa.

    a) Anotar hora y lectura de entrada.

    b) Anotar hora y lectura a la salida.

    c) Calcular la dosis recibida.

ID	Entrada		Salida		Dosis recibida (µSv)
	Hora entrada	Lectura (µSv)	Hora salida	Lectura (µSv)	

    d) Teniendo en cuenta la medida resultante del fondo ambiental. ¿Qué conclusiones se pueden extraer?

ID	Fondo (µSv/h)
CUN-001	0.102
CUN-002	0.098
CUN-003	0.100
CUN-004	0.100
CUN-005	0.102

4.2 Identificación de las partes del equipo de protonterapia

1. Señala en el mapa las piezas más importantes del equipo de protonterapia siguiendo el código de números de la tabla que viene a continuación.

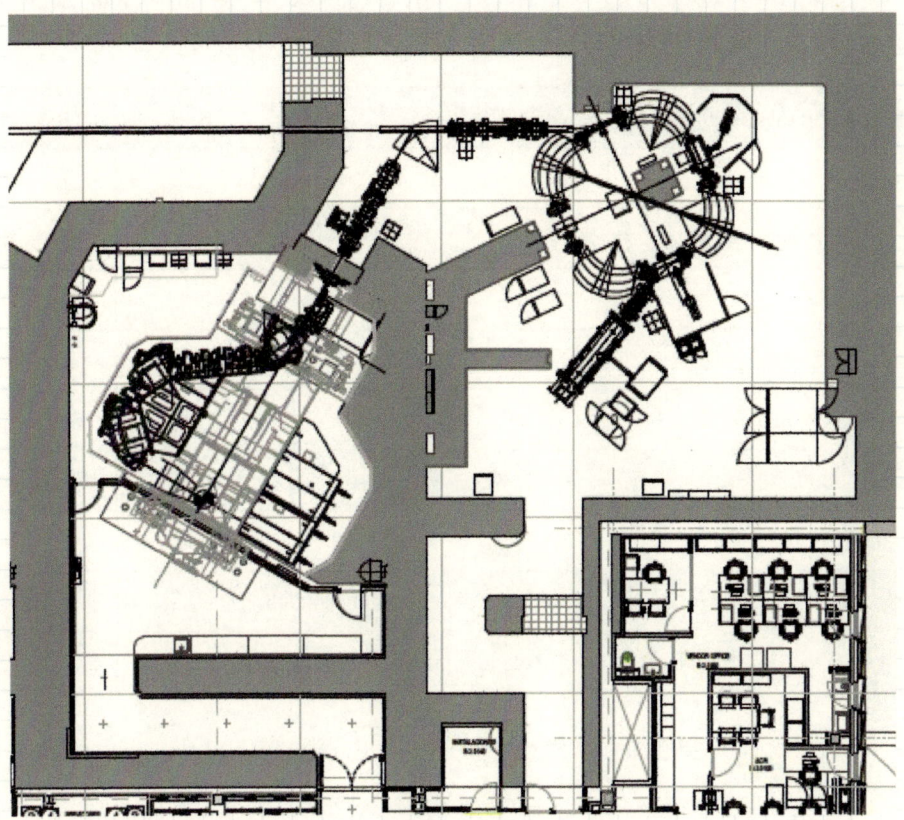

PUNTOS	Descripción
1	Acelerador lineal
2	Recipiente de hidrógeno para la fuente
3	Dipolos
4	Cuadrupolos
5	Extracción
6	Fast Faraday CUP
7	RF kicker
8	Anillo acelerador
9	Gantry
10	Isocentro

4.3 Verificación avanzada de los sistemas de seguridad

4.3.1 Secuencias de búsqueda de área lista para haz

1. Verificar el correcto funcionamiento de los pulsadores de búsqueda de haz en la sala del acelerador.

   a) Ejecutar una secuencia de búsqueda incorrecta, saltándose un pulsador.

PASOS A SEGUIR (SECUENCIA 1)		CORRECTO	
Pulsar ASB-AR-1		SI	NO
Comprobar que se enciende la alarma luminosa		SI	NO
Pulsar ASB-AR-2		SI	NO
Pulsar ASB-AR-3		SI	NO
Pulsar ASB-AR-4		SI	NO
No pulsar ASB-AR-5		SI	NO
Cerrar puerta		SI	NO
Comprobar la señalización luminosa:	"Puerta cerrada" no encendido	SI	NO
	"Área lista para haz" no encendido	SI	NO

   b) Ejecutar una secuencia de búsqueda incorrecta, dejando transcurrir un tiempo superior al fijado entre pulsadores.

PASOS A SEGUIR (SECUENCIA 2)		CORRECTO	
Pulsar ASB-AR-1		SI	NO
Comprobar que se enciende la alarma luminosa		SI	NO
Pulsar ASB-AR-2		SI	NO
Pulsar ASB-AR-3		SI	NO
Pulsar ASB-AR-4		SI	NO
Pulsar ASB-AR-5 trascurridos _____ segundos		SI	NO
Cerrar puerta		SI	NO
Comprobar la señalización luminosa:	"Puerta cerrada" no encendido	SI	NO
	"Área lista para haz" no encendido	SI	NO

c) Ejecutar una secuencia de búsqueda correcta.

PASOS A SEGUIR (SECUENCIA 3)		CORRECTO
Pulsar ASB-AR-1		SI NO
Comprobar que se enciende la alarma luminosa		SI NO
Pulsar ASB-AR-2		SI NO
Pulsar ASB-AR-3		SI NO
Pulsar ASB-AR-4		SI NO
Pulsar ASB-AR-5		SI NO
Cerrar puerta		SI NO
Comprobar la señalización luminosa:	"Puerta cerrada" encendido	SI NO
	"Área lista para haz" encendido	SI NO

d) Comprobar la correcta visualización de las secuencias ejecutadas en el ordenador situado en la sala de control de tratamiento.

SECUENCIA	1	2	3
PASOS A SEGUIR	Se ilumina	Se ilumina	Se ilumina
ASB-AR-1	SI NO	SI NO	SI NO
ASB-AR-2	SI NO	SI NO	SI NO
ASB-AR-3	SI NO	SI NO	SI NO
ASB-AR-4	SI NO	SI NO	SI NO
ASB-AR-5	SI NO	SI NO	SI NO

e) Comprobar que las señales eléctricas redundantes generadas por los sistemas de seguridad están correctamente integradas en el equipo de protonterapia.

SECUENCIA	1	2	3
PASOS A SEGUIR	No lista	No lista	Lista
Señal 1 – AR	SI NO	SI NO	SI NO
Señal 2 – AR	SI NO	SI NO	SI NO

4.3.2 Botones de parada de emergencia

1. Localizar los pulsadores de emergencia situados en las salas del gantry y de tratamiento.

Planta -3

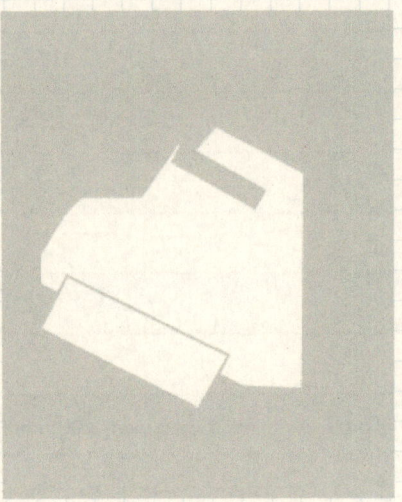

Planta -2

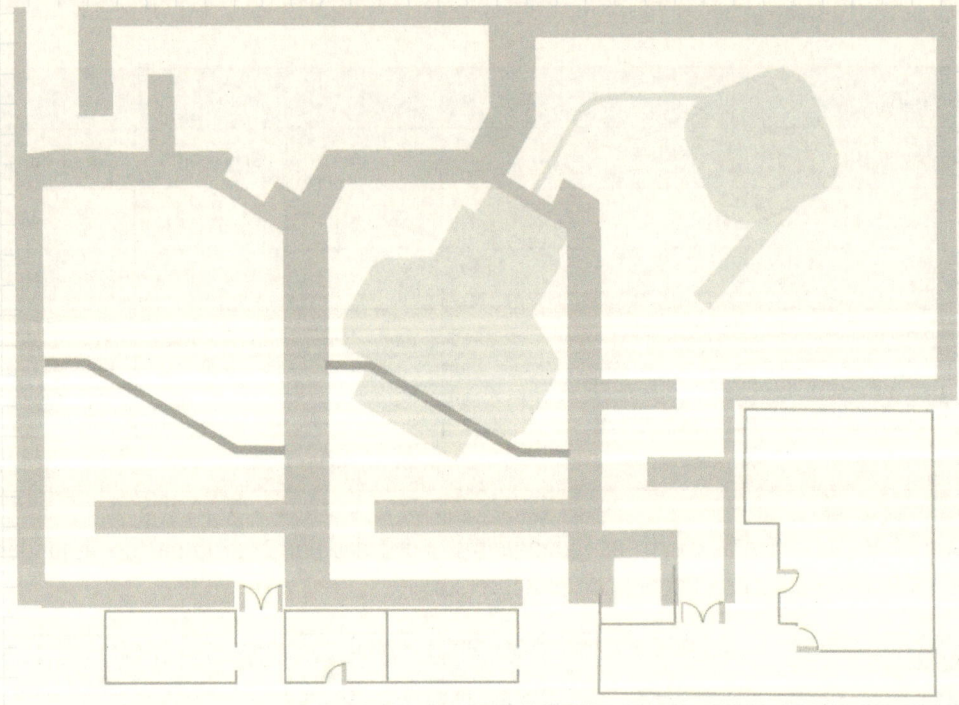

¿Crees que las localizaciones elegidas son correctas para la función buscada? ¿Te parece un número suficiente de pulsadores de emergencia? ¿Habrías colocado más o menos pulsadores? En caso afirmativo, ¿dónde?

4.4 Activación

4.4.1 *Medida de los niveles de activación en la sala de tratamiento*

1. Medir y anotar la tasa de dosis en los siguientes puntos de la sala de tratamiento:

Sala de tratamiento

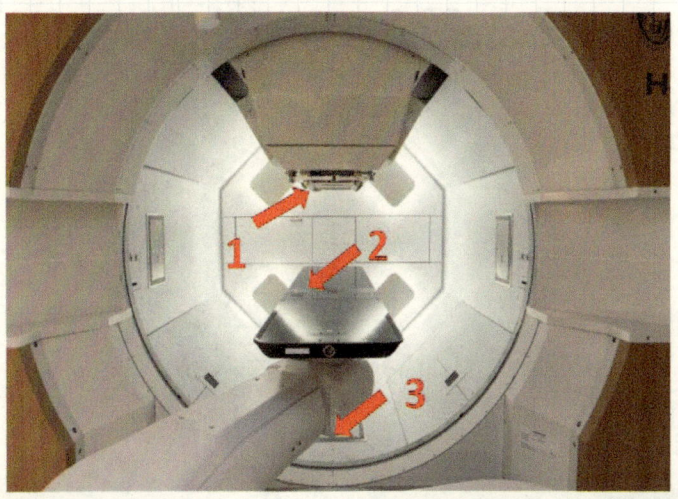

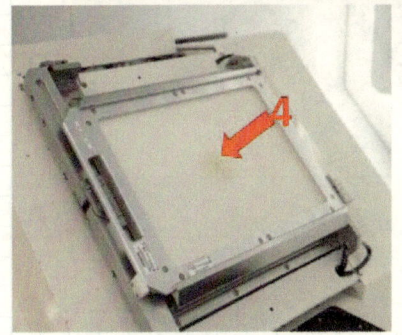
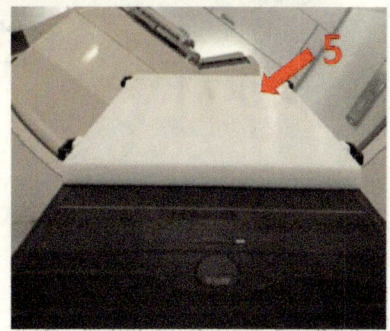

PUNTOS	Descripción	Tasa de dosis (µSv/h)
Fondo		
1		
2		
3		
4		
5		

4.4.2 Medida de los niveles de activación en el acelerador

1. Medir y anotar la tasa de dosis en los siguientes puntos de la sala del acelerador:

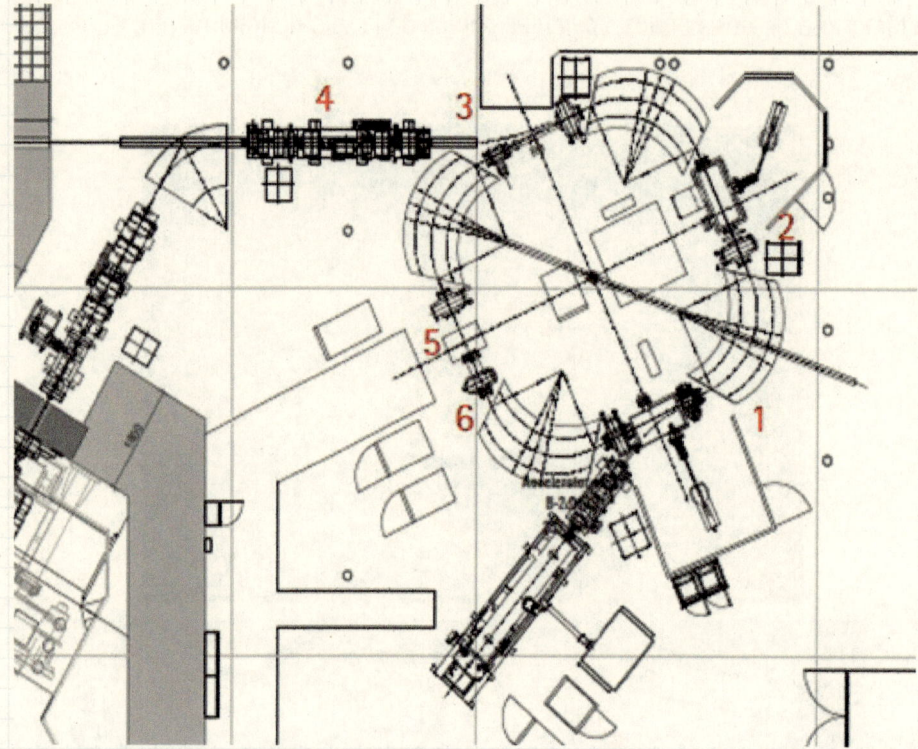

PUNTOS	Descripción	Tasa de dosis (μSv/h)
Fondo		
1		
2		
3		
4		
5		
6		

Identificar el detector que has utilizado para ambas medidas y registrar sus datos en la siguiente tabla:

Marca	
Modelo	
Nº de Serie	
Tipo de detector	

4.5 Monitorización de dosis ambiental

4.5.1 Programa de monitorización ambiental

1. Localizar las estaciones de medida en las salas de acelerador, gantry, tratamiento y control siguiendo el código de números de la tabla inferior.

Planta -2

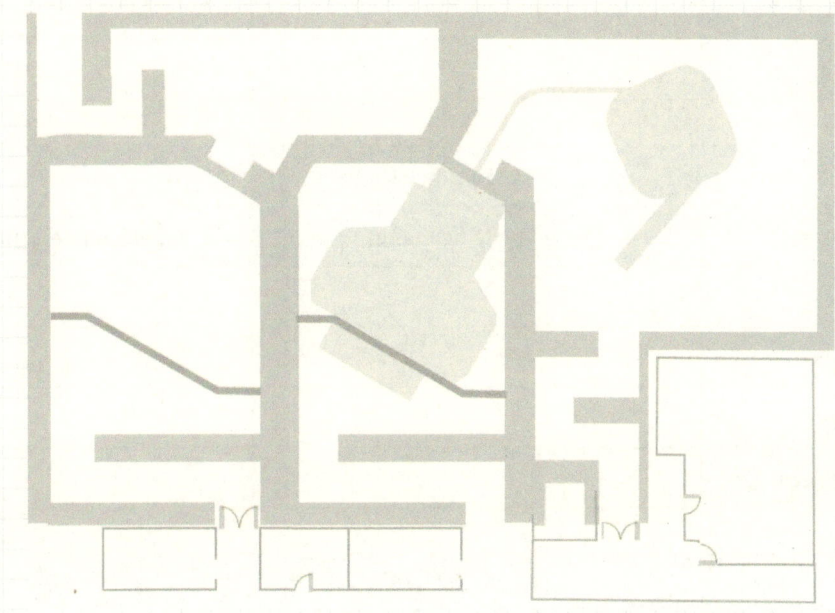

Código del detector	Sala
1	Control
2	Tratamiento
3	Gantry
4	Acelerador

2. Identifica cada detector y registra sus datos en las siguientes tablas:

1. Sala de Control		
Características:	Detector de neutrones	Detector de gamma
Marca		
Modelo		
Nº de Serie		
Tipo de detector		

2. Sala de Tratamiento		
Características:	Detector de neutrones	Detector de gamma
Marca		
Modelo		
Nº de Serie		
Tipo de detector		

3. Sala de Gantry		
Características:	Detector de neutrones	Detector de gamma
Marca		
Modelo		
Nº de Serie		
Tipo de detector		

4. Sala de Acelerador		
Características:	Detector de neutrones	Detector de gamma
Marca		
Modelo		
Nº de Serie		
Tipo de detector		

3. Registrar los niveles de tarado de cada una de las sondas detectoras.

Salas	Tasa de dosis neutrónica (μSv/h)	Tasa de dosis gamma (μSv/h)
Control		
Tratamiento		
Gantry		
Acelerador		

4. Anotar la tasa de dosis máxima, tanto gamma como neutrónica, registrada durante una irradiación a máxima energía, en el interior de las salas de acelerador, tratamiento y control.

Salas	Tasa de dosis neutrónica (µSv/h)	Tasa de dosis gamma (µSv/h)
Control		
Tratamiento		
Acelerador		

4.5.2 Medida de los niveles de radiación ambiental con detectores activos

1. Medir la tasa de dosis, tanto neutrónica como gamma, en los siguientes puntos de la instalación:

Planta -2

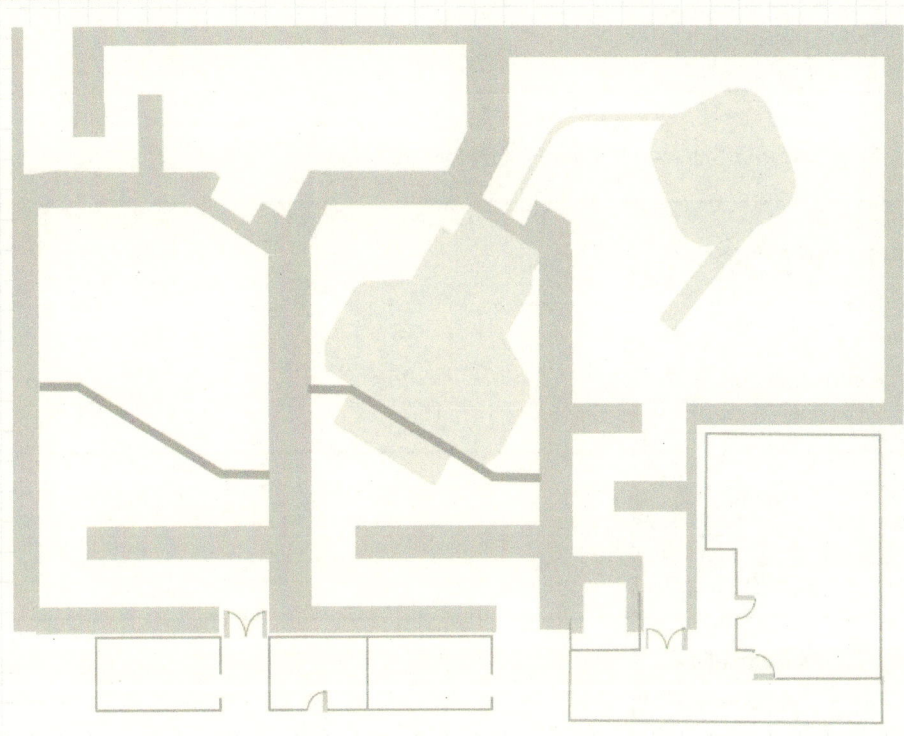

a) Registrar las condiciones de la irradiación para cada punto y la tasa de dosis media en cada uno de ellos.

PUNTOS	Descripción	Ángulo de gantry	Energía (Mev)	Tasa de dosis (µSv/h)
Fondo				
1				
2				
3				
4				
5				
6				

4.6 Monitorización de la contaminación

1. Localizar el monitor de contaminación y rellenar la siguiente tabla:

¿Dónde está localizado?		
¿Por qué se encuentra ahí?		
Identificación del detector	Marca	
	Modelo	
	Nº de Serie	

2. Localizar el kit de descontaminación y rellenar la siguiente tabla:

¿Dónde está localizado?		
¿Por qué se encuentra ahí?		
Contenido	Guantes	
	Calzas	
	Cubo amarillo	
	Papel Absorbente	
	Radiowash	
	Procedimiento de descontaminación	

5. Referencias

1. García-Cutillas M, Morán V. Sistemas de seguridad. En Protección radiológica en una instalación de protonterapia, Editores Martí JM y Morán V, Primera Edición, EUNSA, Pamplona, 2022. pp. 221-234.

2. Morán V, Soria L, Martínez-Francés E. Protección Radiológica Operacional I. En Protección radiológica en una instalación de protonterapia, Editores Martí JM y Morán V, Primera Edición, EUNSA, Pamplona, 2022. pp. 129-145.

3. Aguilar PB, Pedrero D, Azcona JD. Fundamentos físicos: interacción de los protones con la materia. En Protección radiológica en una instalación de protonterapia, Editores Martí JM y Morán V, Primera Edición, EUNSA, Pamplona, 2022. pp. 19–31.

4. Irazola L, Morán V, Martínez-Francés E, et al. Is neutron-activation a radiation safety issue for the facility staff and public members in proton therapy?. Radiation physics and chemistry. 2024; 215:111386.

5. García FGF, Díaz EG. Detectores de neutrones para la dosimetría personal. En Protección radiológica en una instalación de protonterapia, Editores Martí JM y Morán V, Primera Edición, EUNSA, Pamplona, 2022. pp. 97–115.

6. Martínez-Francés E, Morán V, Méndez R et al. Neutron detectors in proton therapy: Calibration, operational in situ verification, and comparison with Monte Carlo simulation. Radiat Phys Chem. 2025; 228:112362.

Capítulo IV

Estimación de dosis asociadas a cada puesto de trabajo en protonterapia

1. Objetivo

- Conocer los límites de dosis.
- Conocer la clasificación del personal expuesto.
- Saber estimar las dosis en distintos escenarios.

2. Material utilizado

- Calculadora científica.
- Tasas de dosis medidas en distintos puntos de la instalación.

3. Fundamentos

3.1 Límites de dosis

La protección radiológica de las personas sometidas a exposición ocupacional o como miembros del público se optimizará con el objetivo de mantener la magnitud de las dosis individuales, la probabilidad de exposición y el número de personas expuestas lo más bajos que sea razonablemente posible teniendo en cuenta el estado actual de los conocimientos técnicos y factores económicos y sociales.

En situaciones de exposición planificada, la suma de las dosis recibidas por cualquier persona no superará los límites de dosis establecidos, tanto para la exposición ocupacional como para la de los miembros del público.

Para los blindajes se consideran los límites de dosis al trabajador expuesto y a los miembros del público (Tabla 1), especialmente la dosis efectiva.

Tabla 1. Límites de dosis por año oficial [1].

	Trabajador	Miembros del público
Dosis efectiva	20 mSv	1 mSv
Piel#	500 mSv *	50 mSv *
Cristalino#	100 mSv a lo largo de cinco años oficiales consecutivos y una dosis máxima de 50 mSv en un único año oficial	---
Extremidad#	500 mSv	---

Dosis equivalente.

* *Dicho límite se aplicará a la dosis promediada sobre cualquier superficie cutánea de 1 cm2, con independencia de la superficie expuesta.*

3.2 Clasificación de personal

Por razones de vigilancia y control radiológico, el titular de la práctica o, en su caso, la empresa externa, será responsable de clasificar a los trabajadores expuestos en dos categorías [1]:

- Categoría A: pertenecen a esta categoría aquellos trabajadores expuestos que, por las condiciones en las que se realiza su trabajo, puedan recibir una dosis efectiva superior a 6 mSv por año oficial o una dosis equivalente superior a 15 mSv por año oficial al cristalino o superior a 150 mSv para la piel y las extremidades.

- Categoría B: pertenecen a esta categoría aquellos trabajadores expuestos que no sean clasificados como trabajadores de la categoría A.

3.3 Dosis del personal: Activación del en aire

El aire circulante en las salas resulta por los neutrones secundarios producidos como consecuencia de las reacciones entre los protones y éstos. La concentración de ^{41}Ar en una sala ventilada en continuo en el momento en el que finaliza la irradiación viene dada por la siguiente ecuación:

$$C = \frac{\lambda \cdot R}{V \cdot (\lambda + \frac{v}{V})} \cdot (1 - e^{-(\lambda+v) \cdot T_i}) \tag{3}$$

Donde:

- λ: la constante de semidesintegración del ^{41}Ar.
- V: Volumen de las salas.
- v: Velocidad de ventilación de la sala.
- T_i: Tiempo de irradiación por paciente.
- R: Actividad de saturación en la sala (s^{-1}), que depende de:
  - Fluencia de neutrones promedio sobre el campo de irradiación: φ (cm^2/s^{-1}).
  - Sección eficaz: $\sigma = 610 \cdot 10^{-27}$ cm^2 [2].
  - Densidad atómica del núcleo activado: $N_F = 2.32 \cdot 10^{17}$ cm^{-3} [2].

Para calcular la fluencia de los neutrones generados por la interacción del haz de protones en los distintos elementos del equipo de protonterapia es necesario conocer la cantidad de haz que se pierde en todos aquellos puntos en los que se espera que ocurran pérdidas de haz, que normalmente suelen ser los puntos en los que se inyecta o extrae el haz y en las proximidades de los moduladores de energía. Esta información debe ser suministrada por el fabricante y se puede expresar en términos de la cantidad de carga mensual que se pierde. Para cada sala se suman todas las pérdidas de haz que tienen lugar en su interior y, teniendo en cuenta que la carga del protón son $1.602 \cdot 10^{-19}$ C, se obtiene el número de protones por segundo que impactan en el material. En la bibliografía [2] está descrita la cantidad de neutrones que se producen por cada protón incidente sobre un blanco de hierro, basada en cálculos de Monte Carlo (0.477 neutrones/protón para la energía máxima). Se asume que los neutrones se distribuyen de forma isótropa ($4 \cdot \pi \cdot r^2$) y se determina la fluencia a 1 m del centro.

La actividad de saturación de la sala se calcula mediante la siguiente expresión matemática:

$$R = \phi \cdot \sigma \cdot N_F \cdot V \tag{4}$$

3.4 Instrucción de seguridad IS-18

La instrucción IS-18 del Consejo de Seguridad Nuclear (CSN) [3] establece los criterios y procedimientos que las instalaciones radiactivas deben seguir para notificar sucesos radiológicos, de acuerdo con las normativas legales y reglamentarias aplicables. Los sucesos radiológicos notificables se clasifican en dos grandes grupos según la urgencia de la notificación:

- Sucesos notificables de forma inmediata (1 hora): incluyen eventos que requieren intervención externa, tales como incendios en la instalación que duren más de 10 minutos, inundaciones internas cerca de equipos radiactivos, fenómenos naturales que amenacen la seguridad, amenazas de intrusión, sabotaje o explosiones intencionadas.

- Sucesos notificables en un plazo máximo de 24 horas: incluyen eventos que podrían tener consecuencias radiológicas, pero no requieren intervención inmediata como situaciones donde un trabajador o miembro del público pueda haber recibido dosis que excedan los límites legales, fallos en equipos o errores humanos que impliquen riesgo radiológico, o fallos en sistemas de seguridad.

El procedimiento de notificación de sucesos incluye los siguientes pasos clave:

- Notificación inmediata (1 hora): sucesos con impacto potencial grave o que requieren intervención externa.

- Notificación diferida (24 horas): sucesos con riesgos potenciales menos inminentes.

La notificación inicial debe incluir:

- Identificación de la persona que informa y su contacto.

- Identificación de la instalación.

- Descripción del suceso, fecha, hora y localización.

- Detalles del material radiactivo o equipo implicado.

- Estimaciones preliminares de exposición.

- Medidas adoptadas.

En un plazo de 30 días, se debe enviar un informe detallado con toda la información relevante. El CSN dispone de modelos para estandarizar este informe.

4. Ejercicios

4.1 Estimación de dosis en condiciones normales de trabajo

Estimación de la dosis recibida por el personal técnico

1. Calcula la dosis de radiación anual recibida por un técnico por permanecer frente a la puerta que da acceso a la sala de tratamiento durante 1 hora al día, teniendo en cuenta que la tasa de dosis medida en dicho punto es 4,5 µSv/h (neutrones) y 0,5 µSv/h (gamma).

En base a los resultados obtenidos:

a) ¿Cómo clasificaríais radiológicamente esta área? ¿Por qué?

b) ¿Cómo clasificarías a los trabajadores expuestos? ¿Por qué?

c) ¿Se sobrepasaría algún límite de dosis?

2. Calcula la dosis de radiación anual recibida por un técnico debida al contacto con pacientes que se han tratado, a partir de la tasa de dosis medida a 10 cm (20 µSv/h).

En base a los resultados obtenidos:

    a) ¿Se sobrepasaría algún límite de dosis?

    b) ¿Cómo clasificarías a los trabajadores expuestos? ¿Por qué?

    c) ¿Consideras necesario dar indicaciones de protección radiológica para acompañantes o familiares?

4.2 Estimación de dosis en condiciones de accidentes previsibles

Una persona distinta al paciente se ha quedado en la sala de tratamiento durante la irradiación.

1. ¿Consideras necesario ejecutar la IS-18 sobre los criterios aplicados por el Consejo de Seguridad Nuclear para exigir, a los titulares de las instalaciones radiactivas, la notificación de sucesos e incidentes radiológicos?

   a) ¿Por qué?

   b) En caso afirmativo, describe los pasos a seguir.

2. ¿Cómo estimarías la dosis de radiación que ha recibido esta persona?

3. ¿Qué información consideras importante recopilar?

4. Calcula la dosis de radiación que ha recibido el trabajador, durante una sesión de tratamiento de 15 Gy, sabiendo que para un plan de tratamiento con energías comprendidas entre 120 y 170 MeV, tamaño de campo 10 x 10 x 10 cm^3 y 50 Gy en el isocentro:

    - $H_n^*(10) = 120$ mSv.
    - $H_{gamma}^*(10) = 20$ mSv.

5. ¿Consideras que las conclusiones de este caso son aplicables a cualquier instalación de protonterapia? ¿Por qué?

4.3 Estimación de dosis en trabajos de mantenimiento especiales

1. Estima la dosis efectiva recibida por un trabajador de la empresa de asistencia técnica que tiene que hacer un cambio de una pieza activada (dos casos), a partir de los siguientes datos:

No.	$H^*(10)$ a 30 cm al final de la jornada (μSv/h)	$H^*(10)$ a 30 cm al inicio de la jornada (μSv/h)
1	14	4
2	1.7	0.4

2. Estima la dosis equivalente en manos recibida por un técnico que tiene que hacer un cambio de una pieza activada (dos casos), a partir de los siguientes datos:

No.	$H^*(10)$ en contacto Tras QA diario (μSv/h)	$H^*(10)$ en contacto Tras un haz de Emax (7 min) (μSv/h)
1	50	140
2	500	700

En base a los resultados obtenidos:

    a) ¿Qué recomendaciones con respecto a la protección radiológica les puedes dar?

    b) ¿Qué tipo de dosimetría deben portar?

    c) ¿Durante cuánto tiempo se debe almacenar la pieza activada?

4.4 Estimación de dosis recibida por inhalación

1. Calcula la concentración de ^{41}Ar en la sala de tratamiento, ventilada en continuo, en el momento en el que finaliza la irradiación, a partir de los siguientes datos:

    * $\lambda = 0.38 \text{ h}^{-1}$

    * $V = 106 \text{ m}^3$

    * $v = 5$ renovaciones/h

    * $T_i = 4$ min

    *   Fluencia de neutrones promedio sobre el campo de irradiación: φ (cm^2/s^{-1}) [2]

    *   Sección eficaz: $\sigma = 610 \; 10^{-27} \text{ cm}^2$ [2]

    *   Densidad atómica del núcleo activado: $N_F = 2.32 \; 10^{17} \text{ cm}^{-3}$ [2]

    *   Pérdidas de haz con diferentes ángulos de gantry (Tratamiento) en mC/3 meses:

Sala	Punto Orientación	Energía (MeV)	Pérdida (mC/3 meses)
Tratamiento	0°	230	50
	90°		50
	180°		50
	270°		50

¿Cuál es la tasa de producción de protones por segundo durante el tratamiento?

¿A cuántos neutrones por segundo corresponden?

¿Cuál es la fluencia de neutrones asumiendo que los neutrones se distribuyen de forma isótropa ($4 \cdot \pi \cdot r^2$) y a 1 m?

La actividad de saturación es de:

Finalmente, ¿cuál es la concentración de ^{41}Ar?

2. ¿Qué conclusiones puedes sacar del resultado obtenido?

3. Teniendo en cuenta que el límite derivado de concentración en aire para el personal profesionalmente expuesto es de:

$$1\ E+05\ Bq/m^3$$

¿Cuál sería la fracción del límite de dosis si se respirara siempre esta concentración de ^{41}Ar?

5. Referencias

1. Real Decreto 1029/2022, de 20 de diciembre, por el que se aprueba el Reglamento sobre protección de la salud contra los riesgos derivados de la exposición a las radiaciones ionizantes. Boletín Oficial del Estado 313, pág. 178672-178732.

2. PTCOG, Publications Sub-Committee Task Group on Shielding Design and Radiation Safety of Charged Particle Therapy Facilities, "Shielding design and radiation safety of charged particle therapy facilities", PTCOG REPORT 1 (Final version, 15th January 2010).

3. CSN. Instrucción IS-28, de 22 de septiembre de 2010, del Consejo de Seguridad Nuclear, sobre las especificaciones técnicas de funcionamiento que deben cumplir las instalaciones radiactivas de segunda y tercera categoría. Conejo de Seguridad Nuclear. Boletín Oficial del Estado núm. 246, pp. 86171-86188.

Capítulo V

Diseño de los blindajes en una instalación de protonterapia

1. Objetivo

- Conocer la clasificación y la señalización de zonas.
- Conocer los materiales del blindaje.
- Conocer el proceso de estimación de los blindajes.
- Identificar las fuentes de radiación en una instalación.
- Caracterizar las fuentes. Pérdidas del haz.
- Carga de trabajo: Definir el modelo de paciente.
- Conocer los métodos de cálculo del blindaje.
- Evaluar la idoneidad de un blindaje utilizando un método analítico.

2. Material utilizado

- Plano de una instalación de protonterapia.
- Datos de las pérdidas y la carga de trabajo.
- Parámetros para estimar la dosis debida a los neutrones.
- Calculadora/ordenador del alumno.

3. Fundamentos

3.1 Límites de dosis

La protección radiológica de las personas sometidas a exposición ocupacional o como miembros del público se optimizará con el objetivo de mantener la magnitud de las dosis individuales, la probabilidad de exposición y el número de personas expuestas lo más bajos que sea razonablemente posible teniendo en cuenta el estado actual de los conocimientos técnicos y factores económicos y sociales.

En situaciones de exposición planificada, la suma de las dosis recibidas por cualquier persona no superará los límites de dosis establecidos, tanto para la exposición ocupacional como para la de los miembros del público.

Para el estudio de seguridad de los blindajes se consideran los límites de dosis al trabajador expuesto y a los miembros del público (Tabla 1), especialmente la dosis efectiva.

Tabla 1. Límites de dosis por año oficial [1].

	Trabajador	Miembros del público
Dosis efectiva	20 mSv	1 mSv
Piel#	500 mSv *	50 mSv *
Cristalino#	100 mSv a lo largo de cinco años oficiales consecutivos, y una dosis máxima de 50 mSv en un único año oficial	---
Extremidad#	500 mSv	---

 # Dosis equivalente.

* Dicho límite se aplicará a la dosis promediada sobre cualquier superficie cutánea de 1 cm², con independencia de la superficie expuesta.

3.2 Clasificación de zonas

La clasificación de las diferentes áreas se lleva a cabo atendiendo al tipo de riesgo de exposición a radiaciones ionizantes (irradiación y/o contaminación) y a la probabilidad y magnitud de las exposiciones potenciales. Las salas principales de la instalación y sus salas colindantes estarán clasificadas radiológicamente y señalizadas de acuerdo a lo establecido en el anexo IV del Reglamento sobre protección de la salud contra los riesgos derivados de la exposición a las radiaciones ionizantes [1] y la norma UNE 73-302 [2].

Se clasificará los lugares de trabajo, en función del riesgo de exposición y teniendo en cuenta la probabilidad y magnitud de las exposiciones potenciales, en las siguientes zonas:

a) Zona controlada: es aquella zona en la que se cumpla cualquiera de las siguientes condiciones:

- Exista la posibilidad de recibir dosis efectivas superiores a 6 mSv por año oficial.

- Sea necesario seguir procedimientos de trabajo con objeto de restringir la exposición a la radiación ionizante, evitar la dispersión significativa de contaminación radiactiva o prevenir o limitar la probabilidad y magnitud de accidentes radiológicos o sus consecuencias.

b) Zona vigilada: es aquella zona en la que, no siendo zona controlada, exista la posibilidad de recibir dosis efectivas superiores a 1 mSv por año oficial.

Además, las zonas controladas se podrán subdividir en las siguientes:

a) Zonas de permanencia limitada: son aquellas en las que existe el riesgo de recibir una dosis superior a los límites de dosis fijados para los trabajadores expuestos.

b) Zonas de permanencia reglamentada: son aquellas en las que existe el riesgo de recibir en cortos períodos de tiempo una dosis superior a los límites de dosis fijados en el para los trabajadores expuestos y que requieren prescripciones especiales desde el punto de vista de la optimización.

c) Zonas de acceso prohibido: son aquellas en las que existe el riesgo de recibir, en una exposición en muy corto periodo de tiempo, dosis superiores a los límites de dosis fijados para los trabajadores expuestos.

En protonterapia, la clasificación será única tanto si el equipo está encendido como apagado y considerará la situación más limitativa. Además, los despachos y consultas o zonas de trabajo en torno a los blindajes de las salas por las que discurre el haz de protones deberán ser clasificadas como zonas vigiladas o de libre acceso, aunque estén ocupadas por personal expuesto [3].

3.3 Materiales de blindajes

Para blindar los neutrones se debe considerar cómo es su interacción con la materia en función de su energía (Tabla 2), por lo que será preciso:

1. Frenar los neutrones por medio de colisiones de dispersión con materiales ligeros, que favorecen su pérdida de energía.

2. Absorber los neutrones, mediante núcleos con alta sección eficaz de absorción o con un espesor suficiente de blindaje.

3. Blindar la radiación gamma resultante mediante átomos pesados, que proporcionan una alta densidad electrónica.

Tabla 2. Interacción de los neutrones con la materia.

Energía	Interacción predominante	Material	Resultado
Alta	Dispersión	Alto Z	Casi elástica, sin pérdida de energía
		Bajo Z	Pérdida notable de energía
Baja	Absorción		• Activación del material • Producción de otras radiaciones

En este contexto, para blindar frente a los neutrones, en las instalaciones de protonterapia se emplea el hormigón, que sin ser perfecto presenta unas características apropiadas:

- Está compuesto por núcleos ligeros, como el hidrógeno y el oxígeno, que favorecen la moderación de los neutrones.

- Con un espesor adecuado permite la absorción tanto de los neutrones como de la radiación gamma secundaria.

- Facilidad constructiva.

3.4 Proceso de estimación de los blindajes

Se estima la dosis esperada en cada punto para el blindaje existente o previsto (y no el blindaje mínimo necesario para cumplir un determinado nivel de dosis) siguiendo el proceso de:

1. Definir los puntos a proteger y los límites o restricciones de dosis que se deben cumplir.

2. Definir las principales fuentes de radiación (puntos de pérdida de haz) y las características de la radiación emitida por cada una, en función de la energía final del haz que debe llegar al paciente.

3. Definir el "modelo de paciente" o "modelo de operación".

4. Para cada fuente se determina su carga de trabajo:
   - Para cada uno de los tratamientos del modelo de paciente: a partir de los datos de carga emitida en el acelerador y de las características del tratamiento.

5. Para cada punto a proteger:
   - Para cada tipo de tratamiento (que tiene un rango de energías representativo SOBP):
     ‣ Para cada fuente (punto de pérdida de haz):
       - Evaluar la dosis en el punto (para los puntos del gantry, considerar el factor de uso o angulaciones del tratamiento).
     ‣ Sumar las dosis de las fuentes, para ese tratamiento.
   - Sumar las dosis de cada tratamiento ponderando según el modelo de paciente, para ese punto a proteger.
   - Comparar con el límite de dosis o su restricción.

Este método es también práctico para realizar el análisis de sensibilidad sobre las hipótesis del "modelo de paciente", ya que para la protección de un punto se determina la contribución de cada tipo de tratamiento, de modo que resulta fácil cambiar después el "modelo de paciente", es decir los pesos relativos de los tratamientos.

Una variante a partir del punto 5 del proceso:

5. Para cada fuente de radiación (punto de pérdida de haz), sumar las pérdidas debidas a cada tratamiento (que tienen un rango de energías representativo SOBP), ponderando según el modelo de paciente.

6. Para cada punto a proteger:
   - Para cada fuente (punto de pérdida de haz):
     - Evaluar la dosis en el punto (para los puntos del gantry, considerar el factor de uso o angulaciones del tratamiento).
   - Sumar las dosis de las fuentes, para ese punto.
   - Comparar con el límite de dosis o su restricción.

3.5 El equipo de protonterapia

En la Figura 1 se presenta el esquema con las diferentes partes del equipo Proteus® One.

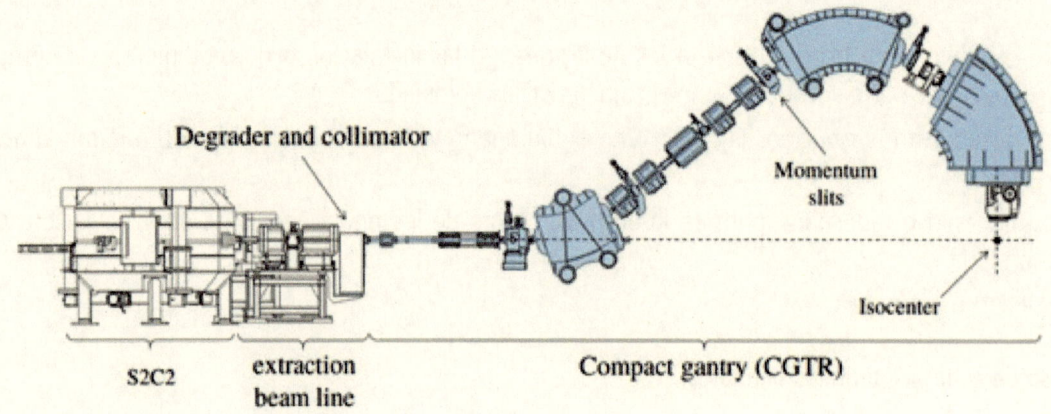

Figura 1. Esquema del equipo de protonterapia [4].

Cabe distinguir los siguientes componentes del equipo:

- Synchro-Cyclotron (S2C2) que acelera los protones hasta 230 MeV.
- Degradador que permite cambiar la energía del haz.
- Colimador situado después del degradador para reducir la divergencia angular del haz.
- Cuádruplos para focalizar el haz.
- Imanes curvadores.
- Rendijas: la función de las rendijas de divergencia (SL1G y SL2G) es proteger los siguientes elementos de la línea de luz de los protones divergentes. La función de las rendijas de impulso (momentum; SL3G) es proteger la máquina y el blanco si la energía del haz de protones se aleja demasiado de la energía del blanco.
- Monitores del perfil del haz.

3.6 Caracterización de las fuentes: Pérdidas del haz

El acelerador genera un haz de protones a una energía fija de 230 MeV. Se considera que tiene una eficiencia de extracción del 30 %. El resto de protones se pierden en el acelerador: se asume que el 25 % del haz inicial perdido está distribuido uniformemente a lo largo de circunferencia del acelerador (protones desenfocados en el plano vertical que chocan contra la cámara cerca de la extracción) y el otro 45 % del haz inicial perdido ocurre en la extracción (interactúa con el septo a la máxima energía) [5]. En las Figuras 2 y 3 se muestras las pérdidas en los diferentes elementos de la línea de transporte (definidas como el porcentaje del haz extraído que se pierde en cada punto de fuga) y el porcentaje de haz transmitido tras cada uno de los elementos.

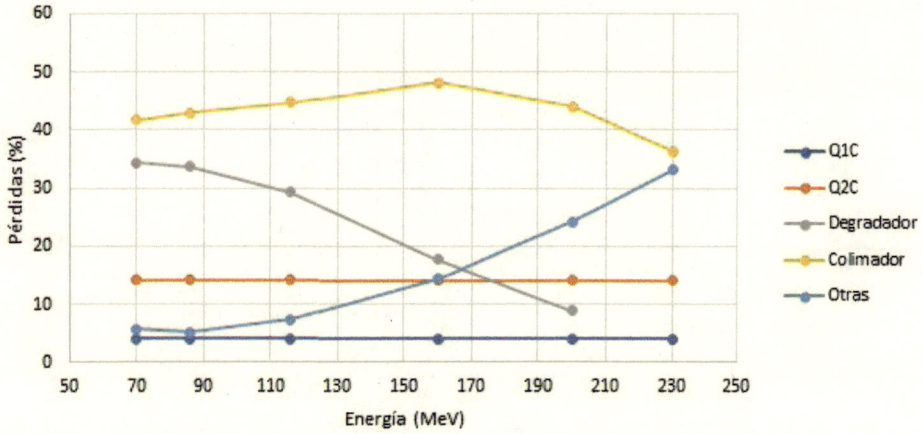

Figura 2. Pérdidas en la línea de transporte del equipo Proteus® One. Datos extraídos de [6]. Las líneas son para facilitar la interpretación.

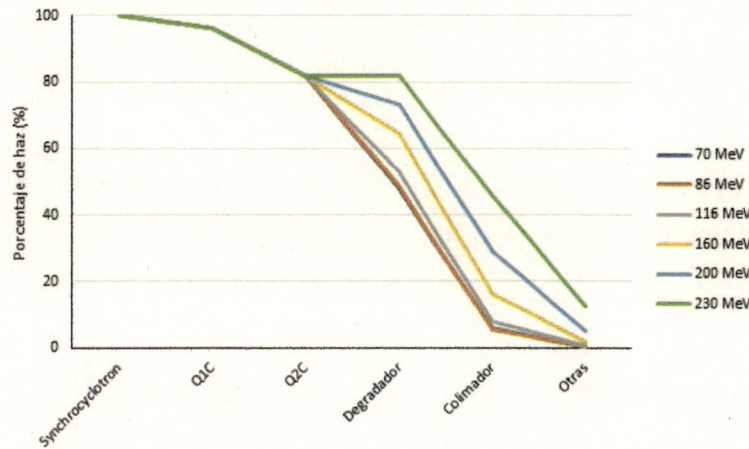

Figura 3. Porcentaje de haz transmitido tras cada uno de los elementos. Las líneas son para facilitar la interpretación.

3.7 Carga de trabajo: El modelo de paciente

En un tratamiento de protonterapia se precisa que los protones tengan diferentes energías para alcanzar y cubrir las distintas profundidades del volumen tumoral. La relación entre el rango y la energía se muestra en la Figura 4. Esas energías, con un peso relativo, cubrirán el rango del tumor a una profundidad, generando el pico de Bragg extendido (SOBP, del inglés Spread Out Bragg Peak; Figura 5). Así, cada tratamiento precisa una cantidad de protones a diferentes energías en el isocentro, que habrá conllevado diferentes pérdidas desde que se origina el haz en el acelerador hasta que es impartido al paciente.

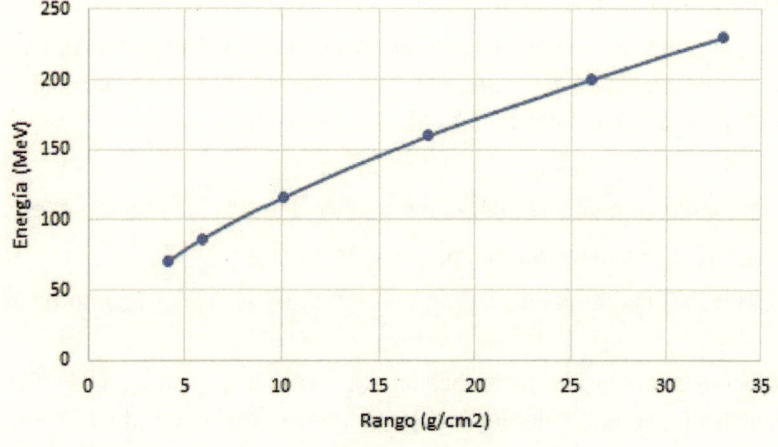

Figura 4. Relación entre el rango de los protones en agua y su energía (la línea es para facilitar la interpretación).

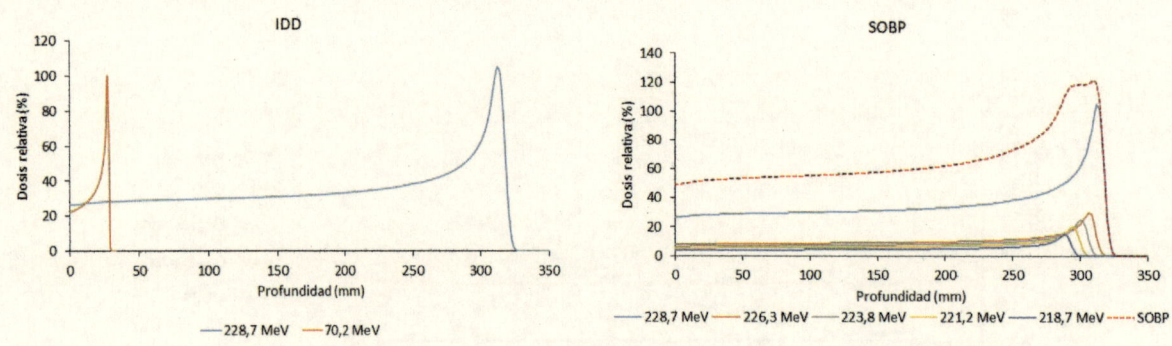

Figura 5. Curvas IDD (dosis integrada en profundidad) mostrando el pico de Bragg para dos haces y SOBP de un tratamiento de 5 energías.

La carga de trabajo de una instalación corresponde a una combinación compleja de energías y corrientes a cada energía, que depende del número y tipo de tratamientos que se espera realizar. Esta combinación se denomina genéricamente "modelo de paciente" o "modelo de operación" [3]. Esta información proporciona la carga de trabajo resumida, con la cantidad de haz que se genera en el acelerador y la que se imparte en el isocentro, con sus energías; o de otra manera, número total de protones usados al año para cada energía. Se considera también la carga debida a los controles de calidad y a las pruebas de verificación de la instalación.

La carga de trabajo anual se puede expresar finalmente como el número total de protones enviados a los pacientes a lo largo de un año, que depende de la energía [6]. Un ejemplo se muestra en la Tabla 3.

Tabla 3. Carga de trabajo en función de la energía, considerada por Tesse (2019) (modelando el paciente como cubo de 40 cm de agua) [6].

Energía (MeV)	Carga de trabajo (nA.h)/año
70	65.6
86	74.056
116	89.911
160	113.65
200	128.53
230	145.48

3.8 Métodos de cálculo de blindaje

Para determinar los espesores de los blindajes se pueden emplear métodos analíticos, métodos de Monte Carlo, o una combinación de ambos. Aquí se utilizará el método analítico línea-de-visión (line-of-sight) de la Figura 6, en el que se emplean los siguientes parámetros y suposiciones:

- Pérdida en un punto.
- Distancia entre la fuente puntual y el punto de referencia (r).
- Ángulo del haz incidente y la dirección del punto de referencia (θ).
- Término fuente $H_0(E_p, \theta)$ que depende del tipo de ion y del blanco, así como de la energía (E_p) de la partícula p.
- Atenuación exponencial producida por el blindaje de espesor d_0, con d ($d_0/\sin(\theta)$) el espesor, $\lambda(\theta)$ la longitud de atenuación que depende del ángulo, ya que la distribución de la energía de los neutrones depende del ángulo.

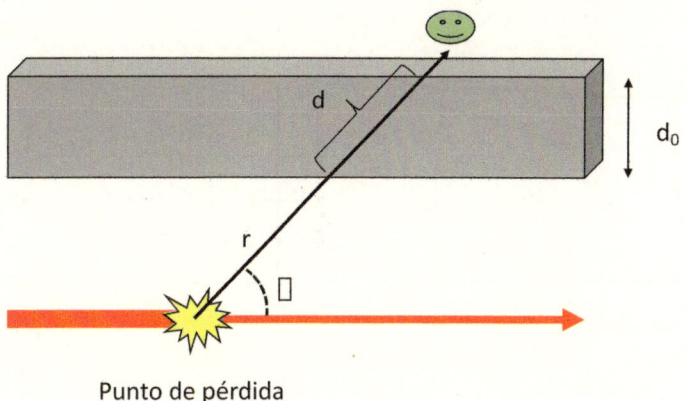

Punto de pérdida

Figura 6. Geometría del modelo "línea-de-visión".

La dosis en un punto se obtiene a partir de la dosis del término fuente angular $H_0(E_p, \theta)$ y los factores geométricos:

$$H(E_p, d, \theta) = H_0(E_p, \theta) \frac{1}{r^2} exp\left(-\frac{d}{\lambda(\theta)}\right) \qquad (5)$$

En la Tabla 4 y la Figura 7 se resumen los valores de la dosis extrapolada a espesor cero de blindaje y a una distancia de 1 m del foco (H_0), y la longitud de atenuación efectiva (λ_{eff}) para la dosis en el blindaje; que pueden utilizarse con la anterior para la estimación del blindaje transversal para blancos delgados (donde los protones pierden una cantidad insignificante de energía) y gruesos (donde los protones incidentes son parados completamente).

Tabla 4. Valores de los parámetros a usar en las ecuaciones de los blindajes tras interacción con blanco delgado o grueso de [7].

Energía (MeV)	λ_{eff} (kg m^{-2})		$H_0(\pi/2)$ por protón que interacciona (Sv m^2)	
	Delgado	Grueso	Delgado	Grueso
25	290	290	5,80E-15	7,00E-17
50	320	230	6,60E-15	1,80E-16
100	460	460	7,60E-15	4,80E-16
200	720	690	8,60E-15	1,30E-15
300	870	810	9,30E-15	2,30E-15
400	950	890	9,80E-15	3,20E-15
600	1060	1000	1,00E-14	4,80E-15
800	1120	1070	1,10E-14	6,40E-15
1000	1150	1100	1,20E-14	7,60E-15

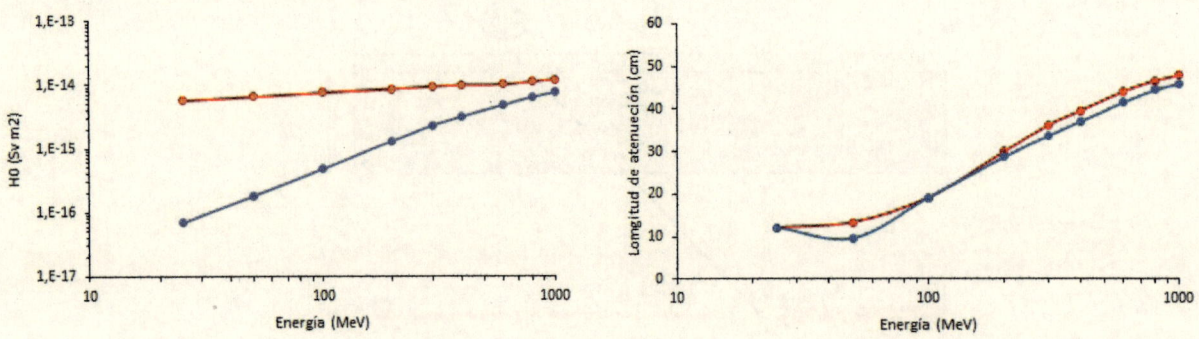

Figura 7. Dosis extrapolada a espesor cero de blindaje y a una distancia de 1 m del foco (H_0) y la longitud de atenuación efectiva(λ_{eff}) considerando la densidad de 2.4 g/cm³. Las líneas son para facilitar la visualización de los datos, en rojo y azul para blancos delgados y gruesos respectivamente.

4. *Ejercicios*

4.1 Clasificación de zonas

En el plano de una instalación de protonterapia (Figura 8):

· Identificar las diferentes áreas/salas de la instalación.

· Realizar la clasificación de las zonas de trabajo.

· Definir los puntos a proteger y los límites o restricciones de dosis.

Completar la Tabla 5.

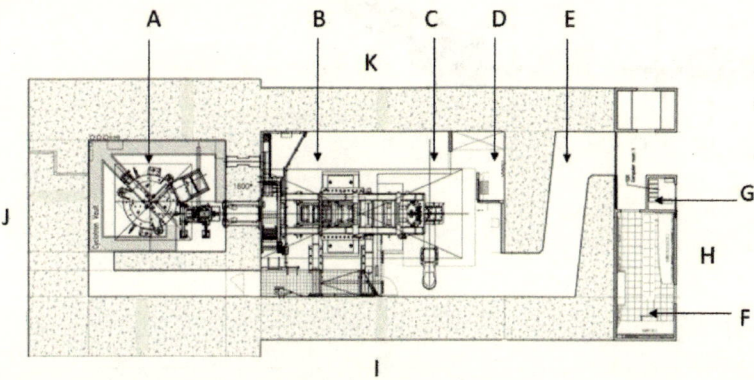

Figura 8. Instalación de protonterapia con el equipo Proteus® One, adaptada de [6].

Tabla 5. Clasificación y riesgo de las salas de la instalación de protontarapia.

Punto	Sala/área	Clasificación de zona	Riesgo (irradiación/contaminación)
A			
B			
C			
D			
E			
F			
G			
H			
I, J, K			

4.2 Identificar los elementos del equipo

En la Figura 9 se muestra un esquema del modelado de la línea de extracción y del gantry compacto del equipo Proteus® One. Identificar los diferentes elementos indicados en la Tabla 6.

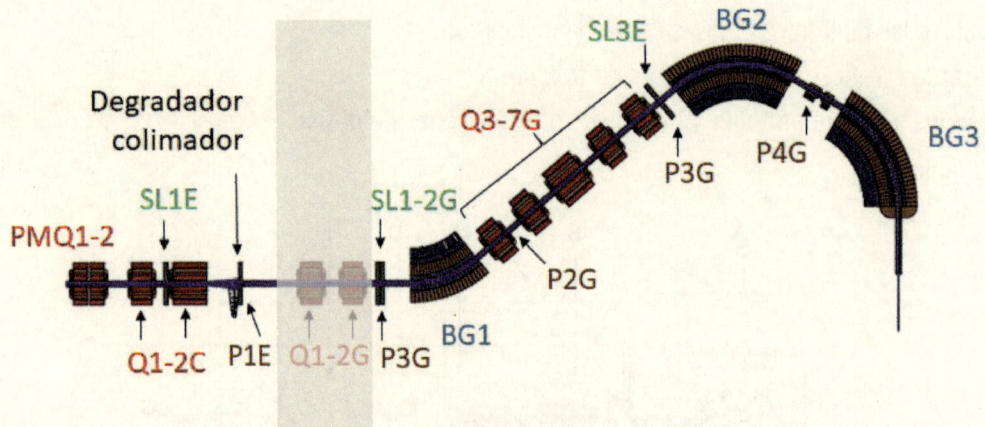

Figura 9. Esquema de la línea del haz del Proteus® One. imagen modificada de [4].

Tabla 6. Identificación de los elementos de línea de extracción y del gantry compacto de la Figura 9.

Elementos	Códigos en línea extracción	Códigos en gantry
Cuadrupolos		
Imanes curvadores		
Rejillas		
Monitor de perfil del haz		

4.3 Caracterizar las fuentes

La eficiencia es la fracción del haz extraído del acelerador que finalmente alcanza al paciente. En la Tabla 7 se detallan las fugas de la línea de transporte del equipo Proteus® One [6], definidas como el porcentaje del haz extraído que se pierde en cada punto de fuga.

Determinar la eficiencia en el nozzle (en la Tabla 7) y el número de protones perdidos por cada protón que llega al paciente (en la Tabla 8).

Tabla 7. Pérdidas en distintos puntos de la línea de transporte del haz: Porcentaje respecto al haz que sale del acelerador [6].

Energía (MeV)	Q1C Pérdida (%)	Q2C Pérdida (%)	Degradador Pérdida (%)	Colimador Pérdida (%)	Otras pérdidas (%)	Eficiencia en el nozzle (%)
70	4.02	14.01	34.4	41.69	5.67	
86	4.02	14.01	33.73	42.93	5.04	
116	4.02	14.01	29.26	44.66	7.35	
160	4.02	14.01	17.67	48.19	14.29	
200	4.02	14.01	8.88	44.02	24.11	
230	4.02	14.01		36.32	33.08	

Tabla 8. Número de protones perdidos por cada protón que llega al paciente.

Energía (MeV)	Número de protones perdidos por protón en nozzle					Protón en el nozzle
	Q1C	Q2C	Degradador	Colimador	Otros	
70						1
86						1
116						1
160						1
200						1
230						1

4.4 Definir el "modelo de paciente" o "modelo de operación"

En el centro de protonterapia se trabaja en los siguientes horarios:

- · 3 pacientes por hora
- · 2 turnos de 8 horas
- · 6 días por semana, 300 días al año

Pacientes anuales

Determinar en número de sesiones por año:

Determinar la dosis anual en el isocentro si cada fracción de tratamiento supone 2 Gy:

Determinar el número de pacientes que se pueden tratar al año, considerando que la dosis promedio del tratamiento clínico es de 70 Gy:

Tipos de tratamientos

Completar los datos que faltan en al Tabla 9 sobre los tratamientos, definiendo así la carga de trabajo.

Tabla 9. Carga de trabajo (modelo de operación de la instalación o modelo de paciente) necesaria para el cálculo de blindajes.

Tratamiento	Rango mín (g/cm²)	Rango máx (g/cm²)	Tamaño Campo (cm²)	Volumen Tumoral (cm³)	Dosis por paciente (inc. QA) (Gy)	Porcentaje de pacientes (%)	Número de pacientes	Dosis total (Gy)	Energía Representativa SOBP (MeV)	Corriente anual en isocentro (nC ó nA·h)	Corriente anual en acelerador (nC ó nA·h)
Cabeza y cuello		18	10x10	1000		30				*	*
Páncreas/ hígado		20	12x12	1700		20				*	*
Pelvis/ Sarcoma/ Próstata		32	14x14	1900		50				*	*

* lo aportará el fabricante del equipo.

4.5 Determinar la dosis en un punto de la instalación

Considerando el modelo de instalación de la Figura 8, determinar la dosis en la sala de control de tratamiento, considerando como único término fuente (de fugas) el isocentro y la carga de trabajo de la Tabla 3. Para ello completar los datos de los siguientes puntos:

a) Factor de ocupación del control:

b) Distancia foco (isocentro) a punto a proteger:

Aproximadamente   900 cm

c) Espesor del blindaje de hormigón, considerando su densidad de 2.4 g cm^{-3}:

Aproximadamente   200 cm

d) Carga de trabajo a 200 MeV:

e) ¿Cuál es el número de protones de dicha carga de trabajo?

f) ¿Cuál es la dosis perpendicular al haz y a un metro de distancia del foco (isocentro) por protón (Tabla 4)?

g) ¿Cuál es la dosis debida a la carga de trabajo, sin blindaje a 1 m?

h) ¿Cuán es la dosis sin blindaje en el control?

i)   ¿Cuál es la longitud efectiva de atenuación en cm?

j)   ¿Cuál es la dosis con blindaje en el control?

k)   Completar la Tabla 10 para toda la carga de trabajo en isocentro.

Tabla 10. Resultados de la dosis en la sala de control de tratamiento.

Energía (MeV)	Carga anual			H_0 (Sv/protón)	Dosis a 1 m (mSv)	λ_{eff} (cm)	Dosis en el control	
	(nA.h)	(C/s) s	Número protones				Sin blindaje	Con blindaje
70								
86								
116								
160								
200								
230								

l)   ¿Cuál es la dosis calculada para el puesto de control de la sala de tratamiento?

5. Referencias

1. Real Decreto 1217/2024, de 3 de diciembre, por el que se aprueba el Reglamento sobre instalaciones nucleares y radiactivas, y otras actividades relacionadas con la exposición a las radiaciones ionizantes. Boletín Oficial del Estado núm. 292, pp. 164588- 164702.

2. Asociación Española de Normalización. Distintivos para señalización de radiaciones ionizantes. UNE 73-302, Madrid 2018.

3. CSN. Circular Formato y contenido estándar de la documentación de apoyo a la solicitud de instalaciones de protonterapia. Consejo de Seguridad Nuclear, Versión junio de 2024.

4. Hernalsteens C, Tesse R, Dubus Em Gnacadja E, et al. (2018). Seamless beam and radiation transport simulations of IBA Proteus Systems using BDSIM. https://accelconf.web.cern.ch/icap2018/talks/supag11_talk.pdf (accedido 23 enero 2025).

5. Ramoisiaux E, Tesse R, Hernalsteens C., et al. Self-consistent numerical evaluation of concrete shielding activation for proton therapy systems. Eur Phys J Plus. 2022; 137:889.

6. Tesse R. Quantitative methods to evaluate the radioprotection and shielding activation impacts of industrial and medical applications using particle accelerators. (2019). Doctoral Thesis. Université libre de Bruxelles. https://www.researchgate.net/publication/361768173_Quantitative_Methods_to_Evaluate_the_Radioprotection_and_Shielding_Activation_Impacts_of_Industrial_and_Medical_Applications_Using_Particle_Accelerators#fullTextFileContent (accedido 11 febrero 2025).

7. IAEA. Radiological Safety Aspects of the Operation of Proton Accelerators. International Atomic Energy Agency. Technical Report Series No. 283, STI/DOC/010/283. Vienna, 1988.

Preparación de la documentación básica que se requiere para la tramitación de una instalación radiactiva de protonterapia

1. Objetivo

- Conocer la documentación técnica preceptiva de puesta en marcha de una instalación de protonterapia.
- Redactar algunos de los aspectos contemplados en Circular del Consejo de Seguridad Nuclear (CSN) sobre "Formato y contenido estándar de la documentación de apoyo a la solicitud de instalaciones de protonterapia".

2. Material utilizado

- Circular del CSN sobre "Formato y contenido estándar de la documentación de apoyo a la solicitud de instalaciones de protonterapia".
- Instrucciones de seguridad del CSN: IS-16, IS-18, IS-28.

3. Fundamentos

Para preparar la documentación requerida para la tramitar una instalación radiactiva de protonterapia se sigue el Real Decreto 1217/2024, de 3 de diciembre, que aprueba el Reglamento sobre instalaciones nucleares y radiactivas, y otras actividades relacionadas con la exposición a las radiaciones ionizantes [1]. La circular del CSN sobre "Formato y contenido estándar de la documentación de apoyo a la solicitud de instalaciones de protonterapia" de junio de 2024 constituye una referencia para la adecuada elaboración de la documentación a remitir junto con las solicitudes de autorización de funcionamiento de las nuevas instalaciones radiactivas provistas de aceleradores de protones (protonterapia) [2].

4. Ejercicio

En este ejercicio sólo se abordarán algunos aspectos de la documentación básica que se requiere para la tramitación de una instalación radiactiva de protonterapia. Con este fin, se presenta el esquema de la documentación según la Circular del CSN, donde las diferentes secciones se corresponden a los apartados de la Circular.

El alumno debe completar la información solicitada en cada apartado de acuerdo al ejemplo propuesto, escoger una opción de las propuestas o rellenar los espacios requeridos según corresponda (cuando haya espacio en blanco para contestar).

Durante la práctica, el contenido de la Circular y de las Instrucciones de Seguridad se mostrará al alumno en diapositivas, aportando las indicaciones para el desarrollo en cada apartado.

Se observa que algunos de los contenidos a desarrollar en la documentación se han abordado en otras prácticas (dependencias, blindajes, y estimación de dosis recibida por los trabajadores y el público).

4.1 Información general

Titular

Servicio de Protección Radiológica

Emplazamiento

Objeto de la solicitud

Autorización del funcionamiento de una instalación radiactiva de _____ categoría dotada de un acelerador *(sincrociclotrón/sincrotrón/ciclotrón)* de protones de la marca _____ modelo _____, provisto de un sistema de imagen guiada por rayos X, para el tratamiento médico de pacientes mediante protonterapia, *docencia e investigación* en el campo de la Oncología Radioterápica.

El equipo se instalará *en una unidad de tratamiento de nueva construcción / una unidad de tratamiento en un nuevo centro* perteneciente a la unidad asistencial de radioterapia del *hospital / entidad / institución* _____ _____.

4.2 Memoria descriptiva

2.1 EQUIPOS QUE SE INSTALAN

- Equipo de protonterapia:

  Marca: Modelo:

  Tipo de acelerador de protones (sincrociclotrón/sincrotrón/...):

  Rango de energías disponibles:

  Corriente máxima a la salida del acelerador:

  Tasas de dosis máximas en el isocentro:

- Sistema de imagen asociado al acelerador de protones: marca, modelo, tensión, intensidad de corriente y potencia máximas del sistema de imagen guiada por rayo.

- Empresa responsable del suministro y la asistencia técnica:

- Equipo de tomografía computarizada (TC) (marca, modelo, especificaciones técnicas (tensión, intensidad de corriente y potencia máximas) y suministrador y empresa de asistencia técnica autorizada:

- Fuentes radiactivas encapsuladas no exentas (marca, modelo, radionucleido, actividad, forma física, clasificación ISO, uso previsto y empresa encargada de su suministro y retirada):

2.2 DESCRIPCIÓN DE LA INSTALACIÓN

a) Emplazamiento:

   Ubicación general:

   Describir la ubicación general de la unidad de protonterapia en su entorno:

Se trata de un *edificio nuevo aislado / un edificio no incluido en un recinto hospitalario ya existente / un edificio exento dentro de un recinto hospitalario / un anexo al centro hospitalario / una zona reformada para albergar la unidad de protonterapia dentro del centro hospitalario.*

Accesos:

Actividades que se van a realizar en la instalación: (*solo tratamientos, imagen de adquisición de datos, consultas, hospitalización, docencia, investigación...*).

b) Descripción técnica del equipo y sistemas principales:

Describir los principales elementos y sistemas del equipo de protonterapia, para comprender el funcionamiento del equipo, aquellos que tengan impacto en el estudio de blindajes y aquellos que tengan relevancia desde el punto de vista de generación de residuos radiactivos: 1) Sistema acelerador de protones, 2) Sistema(s) de transporte de haz y gantry, 3) Elementos en la sala de tratamiento, 4) Sistemas de control.

c) Dependencias:

Para la instalación con recinto blindado indicado en la figura, indicar brevemente en la tabla la localización de las dependencias principales de la instalación, su descripción y el personal autorizado a acceder:

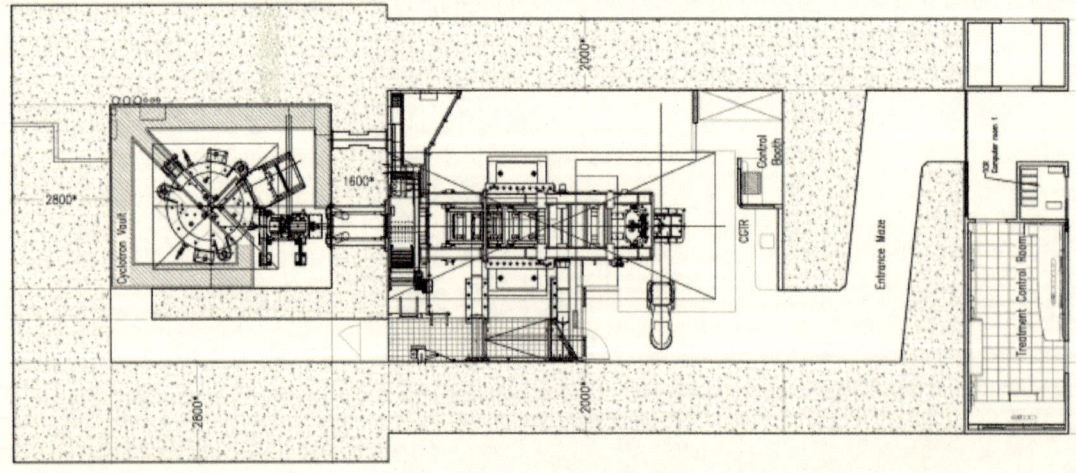

Dependencia	Localización	Descripción	Personal autorizado
Sala del acelerador			
Sala del gantry			
Sala de tratamiento			
Sala de control			
Salas del Servicio de Radiofísica y Protección Radiológica			
Sala del equipo técnico de la empresa de asistencia técnica			
Sala de almacenamiento de residuos radiactivos			
Consultas, salas de espera			
Salas de gases medicinales, instalaciones generales			

Salas del servidor dedicadas al soporte de la operación del acelerador			
Almacenes y zona de climatizadores para la ventilación de los equipos			
Planta técnica (climatización, salas de suministro eléctrico y la sala de refrigeración del acelerador)			

d) Materiales constructivos de los blindajes:

   Indicar los materiales empleados para la construcción de las barreras (paredes, techos y suelos) de las salas principales (salas por las que transcurre el haz) y del almacenamiento de residuos radiactivos.

e) Puertas de acceso a las salas principales por las que discurre el haz.

f) Sistemas auxiliares y de apoyo.

    f.1. Sistema de ventilación de las salas principales y del resto de la instalación.

    f.2. Sistema de refrigeración.

    f.3. Sistemas auxiliares, f.4. Sistemas de control e informáticos

g) Medios de protección radiológica

g.1. Detectores fijos.

Indicar en la tabla si se precisa de ellos:

	Detector neutrones	Detector gamma
Sala acelerador		
Sala Gantry		
Sala tratamiento		
Sala de control de tratamiento		

Indicar el modelo del detector de neutrones y su justificación:

Indicar el modelo de detecto gamma y su justificación:

Indicar el sistema de registro:

Indicar donde se visualiza:

g.2. Detectores portátiles: Completar la tabla.

Tipo de detector	Modelo	Justificación
Neutrones		
Gamma		
Contaminación		

g.3. Dosímetros. Completar la tabla.

Tipo de detector	Modelo	Justificación

g.4. Sistemas de lavado en caso de contaminación superficial del personal y los medios de descontaminación disponibles.

h) Fuentes radiactivas encapsuladas no exentas.

i) Operación de la instalación: Indicar el personal, proporcionar un esquema o cronograma diario de las tareas del proceso de operación diaria de la instalación de protonterapia, y se referenciarán los procedimientos escritos de trabajo de la instalación que recogen las tareas descritas, y el proceso de traspaso de responsabilidades entre cada tarea.

j) Cronograma:

Completar la tabla con las fechas de las etapas previstas del desarrollo del proyecto:

Etapas	Fecha
Inicio de construcción	
Finalización de la construcción	
Comienzo de montaje del equipo	
Primera emisión de ha	
Finalización de las pruebas funcionales	
Finalización del montaje por parte del suministrador	
Comienzo de las pruebas de aceptación	
Finalización de las pruebas de aceptación	
Comienzo del comisionado clínico	
Finalización del comisionado clínico	
Puesta en marcha clínica	

k) Planos: se incluirán como mínimo los planos del emplazamiento, planos de la instalación, esquemas del equipo, planos generales de las salas, planos de sistemas de seguridad, planos de cálculo de blindajes, plano del almacenamiento de residuos radiactivos, y planos o esquemas de los sistemas de ventilación y de los sistemas de refrigeración.

4.3 Estudio de seguridad

3.1 *RIESGOS RADIOLÓGICOS ASOCIADOS A LA OPERACIÓN DEL EQUIPO DE PROTONTERAPIA*

Descripción breve de los riesgos, con sus causas, asociados a:

1) Irradiación:

2) Irradiación por contacto, manipulación o proximidad con materiales activados:

3) Contaminación superficial:

4) Contaminación interna:

3.2 SISTEMAS DE SEGURIDAD ASOCIADOS A LA INSTALACIÓN Y A LOS EQUIPOS

Descripción de los dispositivos de seguridad asociados al equipo y a las salas principales (aquellas por las que circula el haz), especificando número y ubicación, incluyendo como mínimo:

a) Sistema de control de accesos para impedir el uso no autorizado del equipo.

b) Sistemas integrados de seguridad diseñados y mantenidos por el fabricante.

c) Botones de parada de emergencia que detengan la emisión de haz:

   ¿Cuántos botones son necesarios? ¿Dónde los situarías? Justifica la respuesta.

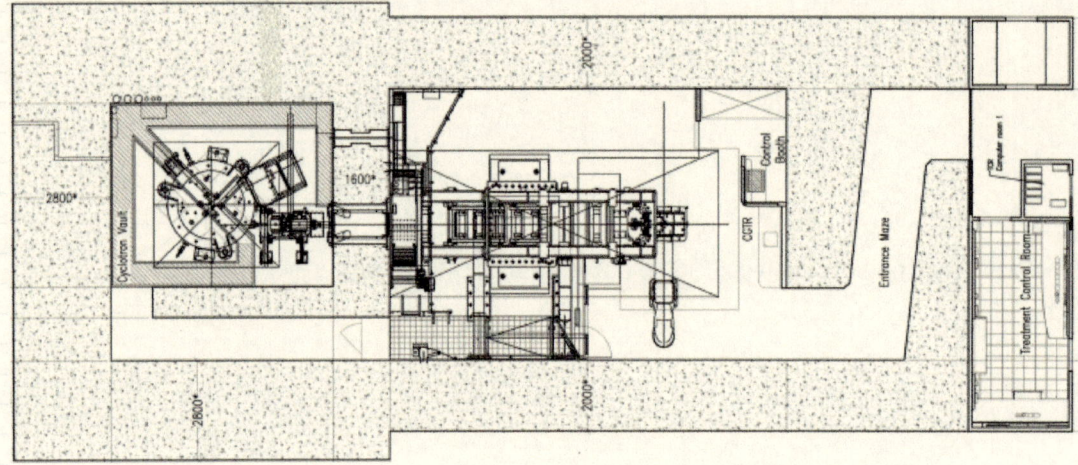

d) Botones de búsqueda:

Describir el diseño del sistema de búsqueda, detallando como deben ser. ¿Qué ventana de tiempo elegirías?

Indicar los paneles mínimos para conocer el estado de la zona (asegurado o no).

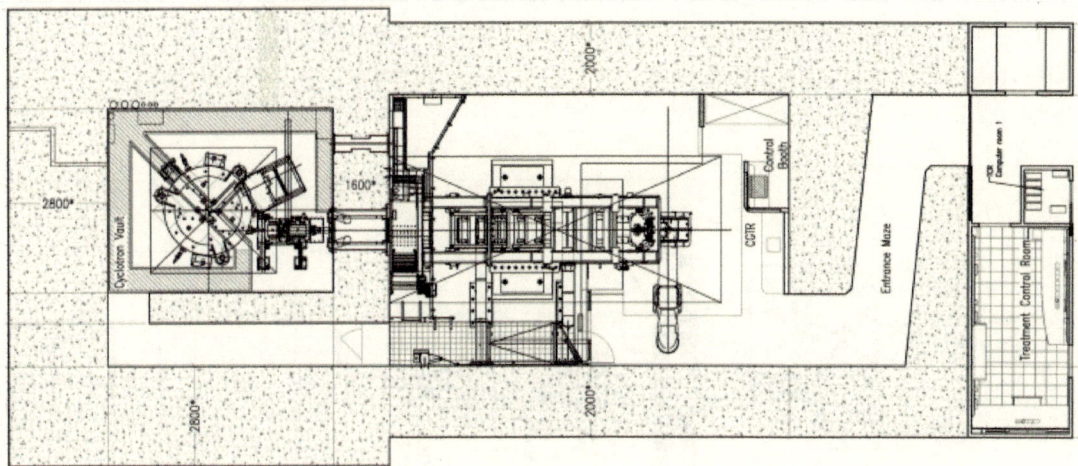

e) Controles de acceso y enclavamientos de puertas. De: e.1. Puerta de acceso a la sala del acelerador, e.2. Puertas de acceso a la sala del gantry, y e.3. Puerta de acceso a la sala de tratamiento. Las puertas forman parte del sistema de búsqueda por lo su apertura impedirá la irradiación.

f) Señalizaciones luminosas: con indicación del estado de emisión de radiación del equipo, tanto de protones como de rayos X, visibles en las diferentes salas y aportando información (si la sala está preparada; si hay, o no, haz de protones; si hay, o no, uso del equipo de imagen de rayos X).

g) Sistemas de comunicación audiovisual.

   Indicar su ubicación y justificarlos.

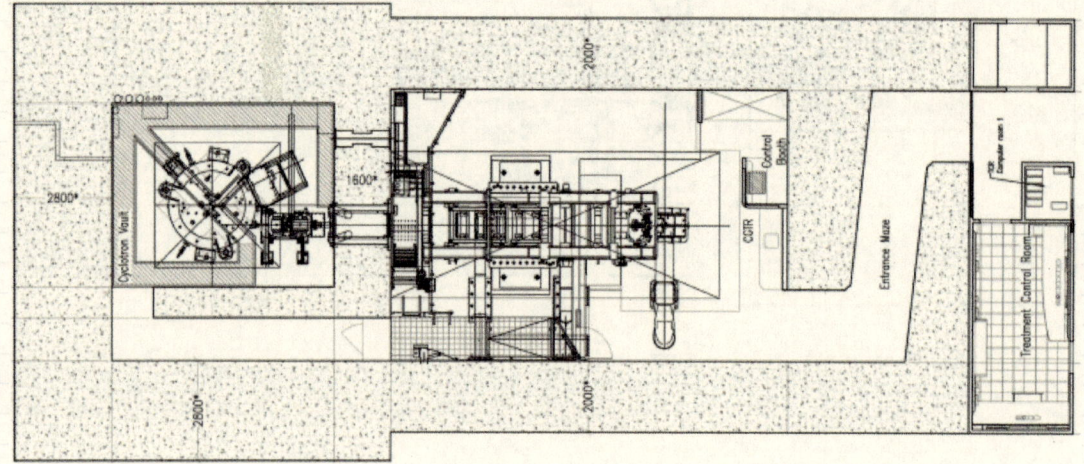

h) Protección contra incendios.

3.3 BLINDAJES DE LAS SALAS PRINCIPALES

La guía especifica los criterios que debe cumplir y la información básica a aportar en relación a (1) Metodología (analítico o Montecarlo, y sus detalles), (2) Límites o restricciones de dosis, (3) Puntos de cálculo y distancias, y (4) Factores de uso y ocupación. Además:

3.3.1   Puntos de pérdida del haz.

3.3.2   Carga de trabajo ("modelo de paciente" o "modelo de operación") que se considera en el cálculo de blindajes. La carga de trabajo corresponde a una combinación compleja de energías y corrientes a cada energía, que depende del número y tipo de tratamientos que se espera realizar.

3.3.3   Resumen de resultados.

3.3.4   Detalles del cálculo, que dependen del método de cálculo.

3.3.5   Penetraciones. Justificación de que el diseño del trazado de las penetraciones no afecta a la efectividad del blindaje analizado.

3.3.6   Análisis de sensibilidad. Se realiza un análisis de sensibilidad sobre las hipótesis del modelo de paciente 1) considerando cómo variarían los resultados del estudio de blindajes ante cambios en el porcentaje absoluto de cada tipo de tratamiento y 2) estimando para cada tipo de tratamiento el porcentaje máximo sobre total de tratamientos que podrían asumirse manteniendo los niveles de protección del blindaje.

3.4 *BLINDAJES DE LAS SALAS DE ALMACENAMIENTO DE RESIDUOS RADIACTIVOS. Para estimar las dosis se deben caracterizar los posibles elementos que se pueden almacenar en la sala, identificando los isótopos que se encontrarán y caracterizando los residuos radiactivos por su actividad.*

3.5 *ESTIMACIONES DE DOSIS DERIVADAS DE LA ACTIVACIÓN DEL AIRE DE LAS SALAS. Se identifican y caracterizan los radioisótopos producidos por activación en el aire, se estiman la actividad media volumétrica derivada de la operación normal del acelerador y la dosis efectiva derivada de la inhalación.*

3.6 *ESTIMACIONES DE DOSIS DERIVADAS DE LA ACTIVACIÓN DEL AGUA. Se identifican y caracterizan los radioisótopos producidos por activación en el agua, tanto de los circuitos de refrigeración como de las cubas o maniquíes empleados en los controles de calidad, para estimar la dosis efectiva derivada de la exposición por irradiación a las distintas fuentes.*

3.7 *ESTIMACIONES DE DOSIS DERIVADAS DE LA ACTIVACIÓN DE COMPONENTES. Se identifican los componentes que sufren mayor activación, se caracterizan los radioisótopos producidos por activación en los componentes del equipo y en los blindajes. Con estos valores se estiman las tasas de dosis en puntos representativos de las distintas salas.*

3.8 *CÁLCULO TOTAL DE DOSIS A TRABAJADORES Y MIEMBROS DEL PÚBLICO. Se integran todas las contribuciones de dosis estudiadas, para demostrar que las dosis anuales totales para todos los trabajadores y miembros del público derivadas de la operación normal de la instalación no superan los límites de dosis reglamentarios.*

4.4 Verificación de la instalación

4.1 VERIFICACIONES PREOPERACIONALES Y ACEPTACIÓN DEL EQUIPO

a) Previsión de verificaciones preoperacionales y aceptación del equipo: Se enumeran las principales etapas del montaje y puesta a punto del equipo, se indican para cada uno de los sistemas principales del equipo (acelerador, gantry, sistema de posicionamiento...) las verificaciones principales que el suministrador realizará. Se indica si en este periodo hay pruebas de aceptación y su gestión. Se aporta un cronograma provisional de las actividades que realizará el suministrador en este periodo.

b) Organización y medios de protección radiológica previstos en la fase preoperacional. Con indicación de 1) Responsable en materia de protección radiológica, 2) Caracterización radiológica de la instalación y 3) Medios de protección radiológica.

4.2 GARANTÍA, MANTENIMIENTO Y CONTROL DE CALIDAD

a) Se indica el periodo de garantía.

b) Se especifica que el equipo de protonterapia y el equipo TC, estarán sometidos a un programa de mantenimiento preventivo y correctivo por la correspondiente empresa de asistencia técnica autorizada, con la periodicidad y métodos recomendados por el suministrador. Este programa de mantenimiento contemplará, contemplando como mínimo lo detallado en un anexo de la circular.

c) Se especifica que se implementará un Programa de Garantía de Calidad (PGC), de conformidad con la normativa vigente.

4.3 PROGRAMA Y PROCEDIMIENTOS DE VERIFICACIÓN

Se incluyen los siguientes programas:

a) Programa de verificación de los sistemas de seguridad de la unidad.

b) Programa de verificación de los blindajes y los niveles de radiación en la instalación y en sus áreas Anexas.

Indicar los puntos de verificación de blindajes, los detectores que se empegarán y periodicidad.

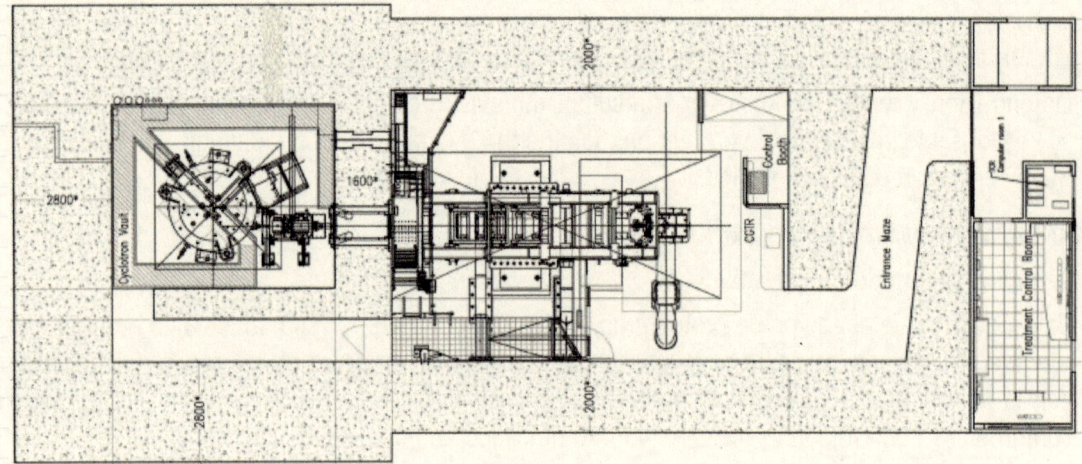

c) Programa de calibraciones y verificaciones periódicas de los detectores de radiación y contaminación. Indicar brevemente periodicidad y metodología.

d) Programa de verificaciones del equipo de protonterapia tras una intervención de mantenimiento.

e) Programa de verificación de la hermeticidad de las fuentes radiactivas encapsuladas.

4.5 Reglamento de funcionamiento

Será un documento en formato normalizado que debe contemplar, como mínimo, los apartados siguientes:

5.1 *PERSONAL DE LA INSTALACIÓN*

a) Indicar el organigrama

b) Relación prevista de personal y c) Funciones y responsabilidades

Indicar número mínimo de operadores y supervisores por turno en la instalación de protonterapia.

A modo de resumen, completar la siguiente tabla.

Puesto de trabajo	Unidad Asistencial	Operador/ Supervisor	Turno	Funciones

c)   Indicar la clasificación y vigilancia dosimétrica y de la salud de los trabajadores

f)   Formación en protección radiológica de los trabajadores expuestos

5.2 PROCEDIMIENTOS DE TRABAJO DE LA INSTALACIÓN

Como mínimo, se referenciarán y aportarán los siguientes procedimientos, que incluirán, al menos, los siguientes aspectos:

5.2.1   Procedimientos operacionales

- Procedimiento de control de accesos.

- Normas de trabajo en las distintas salas.

- Funcionamiento de la instalación.

- Procedimiento de transferencia de la operación del equipo entre el titular y la empresa de asistencia técnica. ¿Cómo es? y ¿cómo son las responsabilidades?

- Procedimiento de operación diaria del equipo.

- Procedimiento de actuación ante avería del equipo o de sus sistemas auxiliares.

- Procedimiento de búsqueda en las distintas salas.

- Procedimiento de uso de los botones de emergencia.

5.2.2 Procedimientos de protección radiológica

- Procedimiento para la clasificación de los trabajadores expuestos.

- Normas para la protección radiológica de las trabajadoras expuestas ante un embarazo y/o lactancia.

- Procedimiento de vigilancia dosimétrica de los trabajadores expuestos. Con indicación de obligaciones sobre el uso de dosímetros gamma, neutrónicos, de anillo y DLD. Se aportarán valores de investigación y de actuación y las acciones a tomar en caso de que se superen alguno de ellos.

- Vigilancia de la salud de los trabajadores.

- Procedimiento de Vigilancia radiológica ambiental con detectores de radiación.

- Procedimiento de Vigilancia radiológica del agua del sistema de refrigeración y de los maniquíes.

- Procedimiento de Gestión de residuos radiactivos sólidos.

- Procedimiento de Gestión de residuos radiactivos líquidos.

- Procedimiento de descontaminación.

5.3. REGISTRO Y ARCHIVO

1) Anotaciones en los diarios de operación

Acordes a la Instrucción IS-28 del Consejo de Seguridad Nuclear [3].

2) Archivo de documentos

Acordes a la Instrucción IS-16 del Consejo de Seguridad Nuclear [4].

3) Informe anual

Acordes a la Instrucción IS-28 del Consejo de Seguridad Nuclear [3].

4.6 Plan de emergencia interior

6.1 *LÍNEA DE AUTORIDAD Y RESPONSABILIDADES.*

Indícalas.

6.2 *INCIDENTES PREVISIBLES*

Se contemplará los siguientes incidentes previsibles que se aportarán clasificados en función del apartado correspondiente a la Instrucción IS-18 [5]:

1) Presencia inadvertida de una persona en cualquiera de las salas por las que discurre el haz durante.

2) La irradiación (sala del acelerador, sala de gantry, sala de tratamiento) con o sin exposición indebida.

3) Fallo de los mecanismos de control del equipo de protonterapia, que pudiera llevar a un riesgo de irradiación indebida.

4) Fallo de los sistemas de imagen (integrado en el equipo o en sala aparte) que pudiera llevar a un riesgo de irradiación indebida.

5) Contaminación de un trabajador o zona de trabajo (por contacto o rotura de una cuba activada).

6) Fuga o escape de agua de refrigeración activada.

7) Emergencia no radiactiva en la instalación o en sus proximidades (incendio, inundación, terremoto, etc.).

8) Fallo del sistema de apertura automática de la puerta (si aplica).

9) Pérdida o robo de una fuente encapsulada, como mínimo, de categoría 4 (si aplica).

10) Cualquier otro suceso que, a juicio del titular, pudiera afectar a la protección radiológica de los trabajadores expuestos y miembros del público.

Clasificar los anteriores incidentes en la tabla siguiente según corresponda a la IS-18, completando los cuadros en blanco de la derecha con el número del incidente que corresponda:

Sucesos notificables con carácter inmediato (1 hora). Dentro de esta clase se incluyen aquellos que se produzcan en la instalación radiactiva y que puedan precisar de intervención exterior tales como bomberos o policía:	
A. Operación. Sucesos internos a la instalación, cuyo control no está garantizado en algún momento, y que puedan constituir una amenaza para la seguridad de la instalación tales como incendio en la instalación con una duración superior a 10 minutos, inundaciones internas cerca de la ubicación de los equipos y/o del material radiactivo o liberación de sustancias tóxicas o explosivas dentro de la instalación.	
B. Sucesos externos. Fenómeno natural o exterior que pueda constituir una amenaza para la seguridad de la instalación tales como vientos o precipitaciones intensas, incendio no controlado próximo a la instalación, emisión de sustancias tóxicas peligrosas tales que den lugar a concentraciones inadmisibles en la instalación, o explosiones en las proximidades de la instalación.	
C. Seguridad Física. Amenaza a la seguridad física tales como las producidas por intentos de intrusión o sabotaje, degradación intencionada de la seguridad física, bloqueo de accesos, amenaza verosímil de bomba.	
Sucesos notificables como máximo en 24 horas. Dentro de esta clase se incluyen aquellos que se produzcan en la instalación radiactiva y que, aunque puedan tener consecuencias radiológicas sobre las personas, dependencias, equipos o medio ambiente, no requieren la intervención inmediata de personas externas:	
A. Exposición externa y contaminación.	
1. Cualquier suceso en el cual un TE o miembro del público haya podido recibir, en una estimación preliminar, una dosis por irradiación externa o por contaminación interna que sobrepasaría, en una exposición única, los límites de dosis establecidos en la legislación española.	
2. Sucesos operacionales en los que exista un riesgo potencial de recibir una dosis indebida por fallo de equipo, equipo dañado, no retracción de la fuente a su posición de blindaje o almacenamiento, acceso incontrolado a lugares con altos niveles de radiación como salas o recintos de irradiación, fallo en los sistemas de seguridad de la instalación o error humano.	
3. Cualquier circunstancia en la que el titular estime que un trabajador ha podido superar, debido a exposiciones acumuladas, los límites reglamentarios.	
4. Sucesos por derrames o liberación de material radiactivo por pérdida de hermeticidad de la fuente, del vial u otro sistema de contención del material que den lugar a contaminación de zonas de libre acceso en los que sea preciso durante 24 horas la reclasificación de la zona afectada por cualquiera de los criterios de tasa de dosis o contaminación.	
5. Cualquier otro suceso no recogido en los puntos anteriores y que pudiera dar lugar, a juicio del titular, a exposiciones indebidas a los miembros del público tales como rotura o fallo del sistema de vertido controlado o paciente con fuente o material radiactivo incorporado fuera de control o aparición de material radiactivo en zonas de libre acceso.	
B. Vertidos.	
1. Cualquier vertido no programado o no controlado de material radiactivo al exterior de la instalación.	
2. Superación de límites de vertido de las especificaciones de la autorización de la instalación.	

C. Sistemas de seguridad. Cualquier situación que tenga un potencial impacto en los sistemas de seguridad de la instalación tales como enclavamientos, monitores o alarmas.
D. Seguridad Física.
1. Desaparición (pérdida o robo) de fuentes radiactivas encapsuladas o aparición de fuentes huérfanas, de categoría 4 tales como las que se emplean en braquiterapia de baja tasa de dosis, equipos móviles de medida de densidad y humedad en suelo, controles de proceso industriales, y no encapsuladas, como las usadas en medicina nuclear y laboratorios. Siempre y cuando no sean consideradas fuentes de alta actividad según el Real Decreto 229/2006, de 24 de febrero, sobre el control de fuentes radiactivas encapsuladas de alta actividad y fuentes huérfanas a las que les aplica el apartado C.3 del artículo cuatro esta Instrucción.
2. Cualquier suceso en el que el titular estime que se ha producido un fallo de control del material radiactivo o de los medios que garantizan la seguridad física de la instalación.
E. Otros.
1. Descubrimiento de deficiencias de diseño, construcción, montaje, operación, mantenimiento o cualquier otra circunstancia, cuando pudiera haber impedido el cumplimiento de la función de seguridad de estructuras, sistemas o componentes de seguridad.

6.3 PROCEDIMIENTOS DE ACTUACIÓN

6.4 PROCEDIMIENTO DE NOTIFICACIÓN

6.5 FORMACIÓN Y MANTENIMIENTO DEL PLAN DE EMERGENCIA INTERIOR

4.7 Clausura

7.1 PROCESO DE DESMANTELAMIENTO PREVISTO. Descripción general sencilla de las distintas fases del proceso de desmantelamiento previsto.

7.2 ESTIMACIONES DE HORMIGÓN Y TERRENO ACTIVADO Y PREVISIONES PARA SU GESTIÓN

7.3 ESTIMACIONES DE PRODUCTOS DE ACTIVACIÓN GENERADOS Y PREVISIONES PARA SU GESTIÓN

4.8 Servicio de Protección Radiológica

La protección radiológica de la instalación radiactiva de protonterapia estará bajo la responsabilidad de un Servicio de Protección Radiológica, autorizado por el CSN, cuyo Jefe será parte activa en todas las fases del proyecto de la instalación de protonterapia, desde el diseño y construcción hasta la fase preoperacional y de operación. La guía detalla sus funciones.

4.9 Cobertura económica

5. Referencias

1. Real Decreto 1217/2024, de 3 de diciembre, por el que se aprueba el Reglamento sobre instalaciones nucleares y radiactivas, y otras actividades relacionadas con la exposición a las radiaciones ionizantes. Boletín Oficial del Estado núm. 292, pp. 164588- 164702.

2. CSN. Circular Formato y contenido estándar de la documentación de apoyo a la solicitud de instalaciones de protonterapia. Consejo de Seguridad Nuclear, Versión junio de 2024.

3. CSN. Instrucción IS-28, de 22 de septiembre de 2010, del Consejo de Seguridad Nuclear, sobre las especificaciones técnicas de funcionamiento que deben cumplir las instalaciones radiactivas de segunda y tercera categoría. Conejo de Seguridad Nuclear. Boletín Oficial del Estado núm. 246, pp. 86171-86188.

4. CSN. Instrucción IS-16, de 23 de enero de 2008, del Consejo de Seguridad Nuclear, por la que se regulan los periodos de tiempo que deberán quedar archivados los documentos y registros de las instalaciones radiactivas. Conejo de Seguridad Nuclear. Boletín Oficial del Estado núm. 37, pp. 7432-7435.

5. CSN. Instrucción IS-18, de 2 de abril de 2008, del Consejo de Seguridad Nuclear, sobre los criterios aplicados por el Consejo de Seguridad Nuclear para exigir, a los titulares de las instalaciones radiactivas, la notificación de sucesos e incidentes radiológicos. Boletín Oficial del Estado núm. 92, pp. 20174-20176.